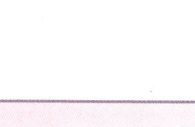

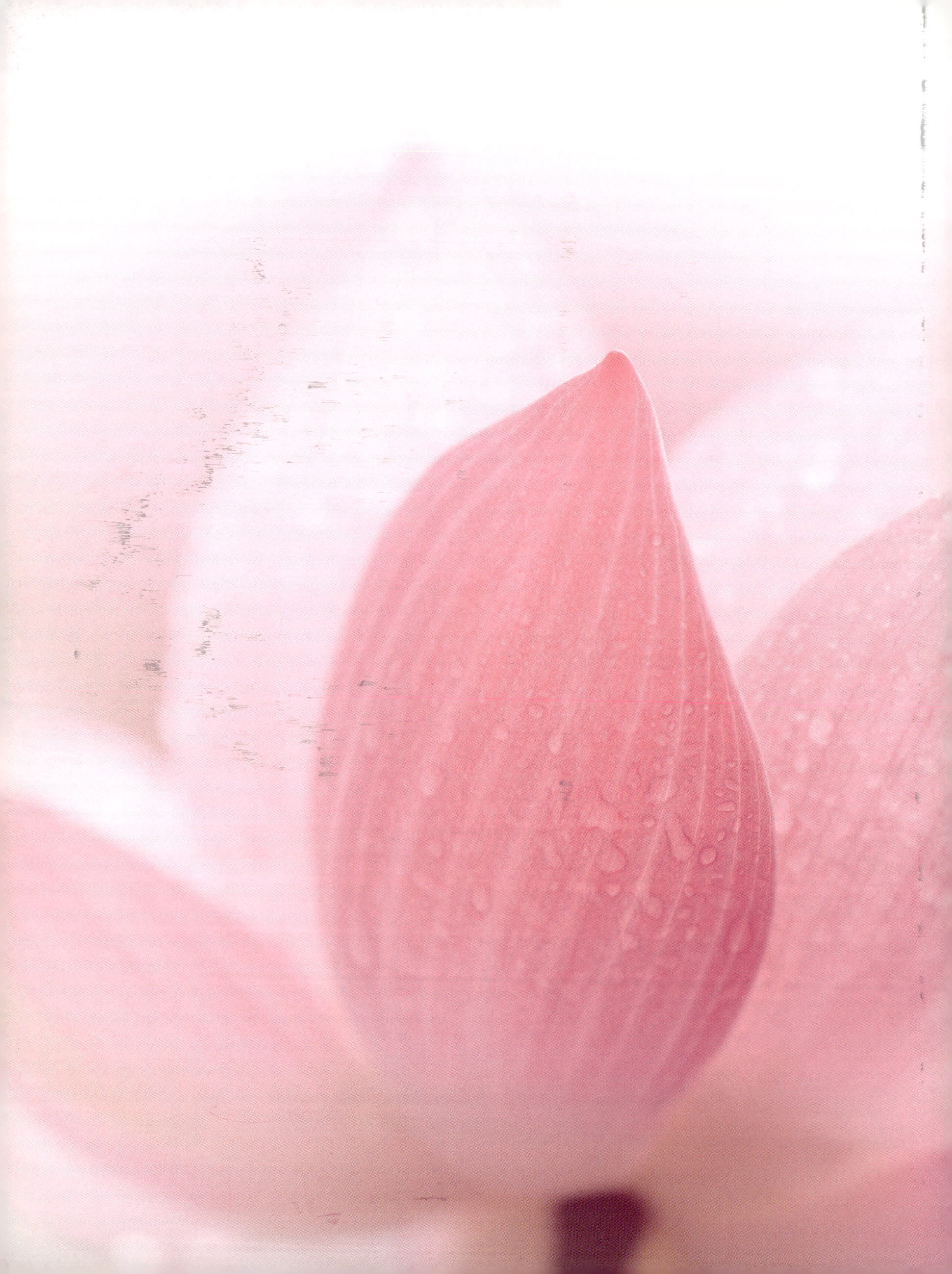

Vorwort

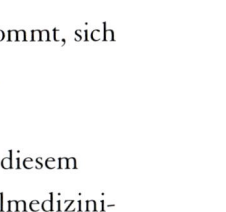

Liebe Leserin, lieber Leser!

Über 20 Jahre ist es her, dass ich Yoga für mich als ganzheitlichen Lebensweg kennenlernen durfte!
In einer tiefen Lebenskrise erfuhr ich durch Yoga, dass ich selber sehr viel tun kann, um dem Körper Hilfestellung zu geben, wieder ins Gleichgewicht zu kommen.
Insbesondere die Yoga-Philosophie gab mir im Alltag viele Impulse, mein Leben aus einer neuen Perspektive zu betrachten!

Nach meiner Ausbildung leitete ich Yogakurse und begegnete vielen Menschen mit den unterschiedlichsten körperlichen Einschränkungen. Dies führte dazu, dass ich kreative Abwandlungen der traditionellen Yoga-Asanas kreieren musste, damit die Teilnehmer mit Leichtigkeit und ohne Überforderung Yoga üben konnten!

Durch mein eigenes Erleben wurde mir deutlich, dass es nicht nur regelmäßiger Körperübungen bedarf, sondern dass es darum geht, hinderliche Gewohnheiten, Sicht- und Verhaltensweisen im Alltag zu verändern.

Die philosophischen Ausführungen über den 8-stufigen Weg des Weisen Patanjali bilden für mich die Grundlage, Lösungen zu finden zu den unterschiedlichen körperlichen Beschwerdebildern, die der Mensch erleidet.
Es geht darum, das, was im Außen aus dem Gleichgewicht geraten ist, über die innere Reflexion zu erkennen, zu akzeptieren und sowohl durch innerliche als auch äußerliche Veränderungen wieder in Harmonie zu kommen.

Ich möchte einen Beitrag dazu leisten, dass der Mensch im ganzheitlichen Sinne „Hilfe zur Selbsthilfe" bekommt, sich selbst „heil" werden zu lassen.

Ich sehe die Ausführungen in diesem Buch nicht als Ersatz für schulmedizinische Diagnose und Behandlung, sondern möchte sie als Ergänzung verstanden wissen.

Mein Anliegen ist es, die Menschen zu ermutigen, mehr Verantwortung für die eigene Gesundheit zu übernehmen und ihnen neue Perspektiven und Tipps zu geben, im Alltag selber etwas für sich zu tun, um neues Wohlbefinden zu erlangen!

In diesem Leitfaden möchte ich einen erweiterten, ganzheitlichen Ansatz bieten, wie Betroffene mit „Hüftgelenksbeschwerden" umgehen können. Diese Anleitungen sind aus eigenem Erleben entstanden.

Meine eigene Geschichte:

Vor einigen Jahren litt ich selber an chronischen Schmerzen in meiner linken Hüfte. Als ich kaum noch laufen konnte und auch meine Kurstätigkeit immer schwieriger wurde, suchte ich einen Orthopäden auf, um eine Diagnose zu bekommen. Nach umfassenden Untersuchungen wurde festgestellt, dass ich unter einer chronischen Coxarthrose leide, bedingt durch eine Fehlstellung des Oberschenkelkopfes in der Hüftgelenkspfanne. Außerdem wurden die Schmerzen durch eine Schleimbeutelentzündung ausgelöst. Der Arzt riet mir zu Medikamenten, um die Entzündung abklingen zu lassen.

Auf dem Röntgenbild war klar ersichtlich, dass nur wenig Knorpelmasse zwischen den Knochen übrig war und ein Teil des Knochens schon Abnutzungserscheinungen zeigte.

Er teilte mir mit, dass ich sicherlich in absehbarer Zeit eine neue Hüfte brauchen würde!

Ich war zunächst fassungslos! Danach bin ich auf die Suche gegangen, wie ich mir selbst helfen könnte.

Zunächst begann ich mit gezielten täglichen Körperübungen die Hüfte ohne Belastung zu bewegen. Ich fand für mich passende Übungen, die ich mehrmals täglich wiederholte. Gleichzeitig absolvierte ich viermal in der Woche ein 20-minütiges Hüftübungsprogramm. Die Beschwerden besserten sich langsam.

In vielen Aus- und Weiterbildungen erhielt ich vielfältige Anregungen, meine

Denk- und Sichtweisen, eingefahrene Muster, Glaubenssätze und Gewohnheiten zu überdenken und zu verändern. Ein wichtiger Schlüssel zur Verbesserung meiner Beschwerden war die „Integrale Life-Management"-Ausbildung bei Veit Lindau. Von ihm lernte ich, die Bedürfniserforschung auf die unterschiedlichen Lebensbereiche zu beziehen. Dies wendete ich auf mein eigenes „Hüftproblem" an. Ich ordnete meinen Tagesablauf neu, installierte förderliche Gewohnheiten in den unterschiedlichen Lebensbereichen, die ich täglich anwendete, und beobachtete achtsam meine Gedanken, Worte und Handlungen zu den Themen der Hüfte, die ich für mich herausfand.

Nach einem Jahr ging ich nochmals zum Orthopäden. Durch Überlastung beim Wandern im Urlaub hatte sich wieder ein Schleimbeutel am Gelenk entzündet. Er machte eine neue Aufnahme von meiner Hüfte und stellte fest, dass sich die Knorpelmasse vermehrt und sich das umliegende Gewebe deutlich regeneriert hatte. Gegen die Entzündung nahm ich dann wieder Medikamente ein. Seither habe ich keine Beschwerden mehr.

Nur temporär erinnert mich meine Hüfte an frühere Beschwerden, wenn ich mich unsicher fühle oder die Leichtigkeit in meinem Leben fehlt! Diese Signale erkenne ich immer besser und weiß genau, wie ich damit umgehen kann. Der Hüfte sei Dank!

Aufgrund dieser eigenen Erlebnisse ist dieses Buch als „Selbsthilfeprogramm zur Gesunderhaltung der Hüftgelenke" entstanden!

Es beinhaltet sowohl einfache Alltagsübungen, Übungen für die Mittagspause bei berufstätigen Personen, eine 20-minütige Praxis für zu Hause sowie ein 30-tägiges Programm zur Veränderung hinderlicher Muster, die zu der Erkrankung geführt haben können.

In der Gesamtheit liegt hier ein ganzheitlicher Leitfaden vor, die Ursachen für sich zu erkennen und sie umfassend zu verändern, damit die Beschwerden sich verbessern können.

Viel Erfolg mit diesem Ratgeber und für die Hüfte gute Besserung!

Maria Dieste

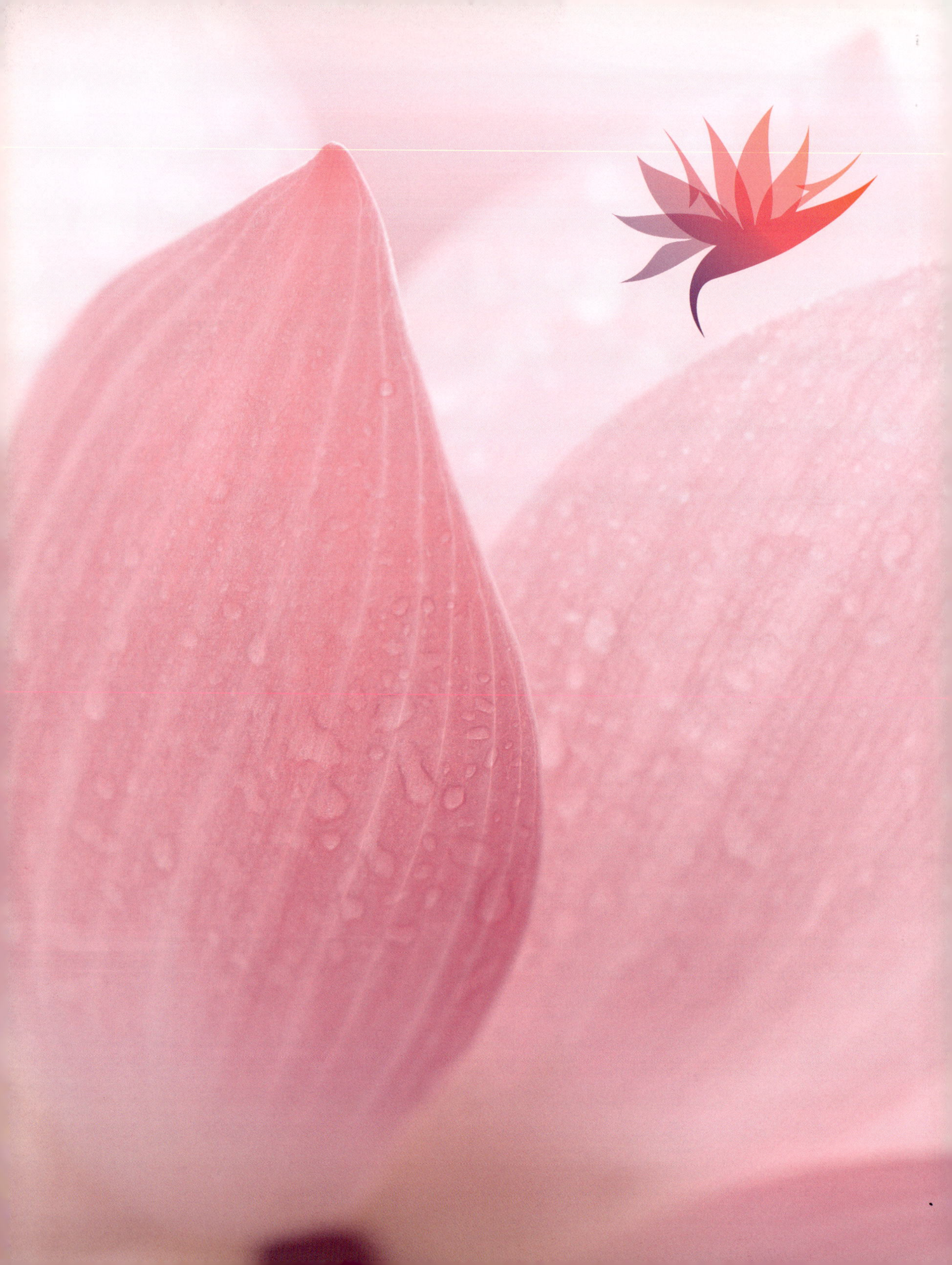

Einleitung

Ich schreibe bewusst in der „Du"-Form! Bitte werte das nicht als „respektlos"! Ich wende mich damit auch an das „Unterbewusstsein"! Dein Unterbewusstsein erfasst mehr als Dein bewusster Verstand und kennt nur die „Du"-Ansprache!

Wie das Buch aufgebaut ist

Das Buch besteht aus 3 Teilen:
Der erste Teil beschreibt eine große Auswahl an einfachen Körperübungen.

Im zweiten Teil findest Du ein Selbsthilfeprogramm, welches sich 30 Tage mit den 4 Hauptthemen der Hüfte beschäftigt und sie in 7 Lebensbereiche einbezieht.

Im dritten Teil erhältst Du ausführliches Hintergrundwissen zu Themen wie der Philosophie des Yoga, anatomische Prinzipien und der Bedürfniserforschung. Abschließend erkläre ich noch die Energielenkungen und die Funktion des Atems.

Damit Du sofort beginnen kannst, Deiner Hüfte Gutes zu tun, findest Du zunächst eine Aufstellung mit vielen Tipps zur ganzheitlichen Selbsthilfe. Es folgt eine Auswahl an einfachen Körperübungen, die Du in Deinem Alltag einsetzen kannst.

Falls Du berufstätig bist, kannst Du Dich auch in Deiner Mittagspause mit Deiner Hüfte beschäftigen.

Ein Praxisprogramm für zu Hause sollte wenigstens zwei- bis dreimal in der Woche geübt werden. Ein wesentlicher Bestandteil ist die Ruhephase mit Atemlenkung, damit auch die energetische Ebene versorgt ist!

Für die innerliche Auseinandersetzung mit der Ursache Deiner Hüftschmerzen ist das 30-tägige Selbsthilfeprogramm gedacht. Damit kannst Du sofort beginnen. Für jeden Tag findest Du in Kurzform die Körperübungen erklärt!

Ich wünsche Dir eine fruchtbare Auseinandersetzung mit Dir und Deiner Hüfte! Es gilt hier der Leitspruch:

Es gibt nichts Gutes – außer man TUT es!

Ich möchte Dich motivieren und ermutigen, nicht lange zu warten, sondern am besten sofort zu starten! Dein Körper wartet bereits darauf, dass Du Dich ihm zuwendest, und es ist kein Zufall, dass Du dieses Buch jetzt in der Hand hältst!

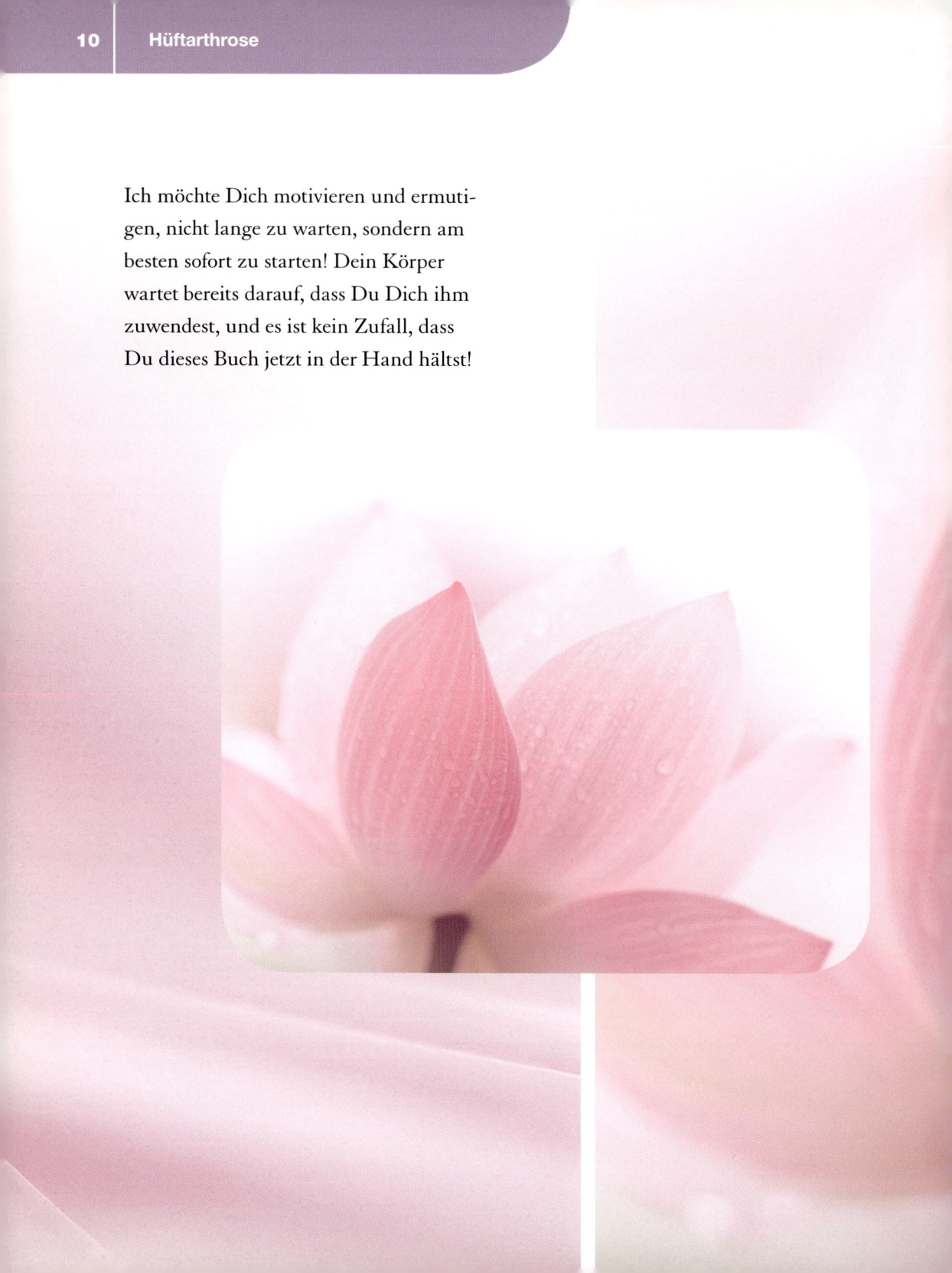

Hilfe zur Selbsthilfe

Was kannst Du selber für Deine Hüften tun?

**Grundsätze für ein ganzheitliches
Übungsprogramm rund um die Hüften**

1. Finde die geistig-seelische Ursache für Dich heraus

Aus meiner Erfahrung heraus geht es zunächst darum, Verantwortung
für all das zu übernehmen, was Dir geschieht und was Du erlebst!
Wenn Du im Augenblick Schmerzen hast, dann hat es eine Ursache,
die von Dir ausgeht.

**Bitte fühle Dich dafür jetzt nicht „schuldig"!
Du hast nichts falsch gemacht!**

Mir hat hierbei sehr geholfen, die Erkrankung als Chance für Weiter-
entwicklung, Erkenntnis und Wachstum zu sehen!
Für mich gilt das Gesetz von Ursache und Wirkung. Für jede Auswirkung gibt es eine Ursache.

Weiterhin bin ich der Überzeugung, die Realität entsteht aus dem, was
ich gedacht, gefühlt und mir vorgestellt habe, und dass sie die Auswirkung meiner Gedanken, Gefühle, Vorstellungsbilder der Vergangenheit
ist.
Und natürlich gehört auch dazu, was ich glaube, wovon ich überzeugt
bin und wie ich in der Vergangenheit von meinem Umfeld geprägt
wurde.

All das wird in unserem Unterbewusstsein gespeichert!

Noch viel wichtiger ist, dass unser Unterbewusstsein uns zu mehr als 98 % steuert!

Wenn Du Dir vorstellst, wie viel Du täglich an Reizen über Deine 5 Sinne aufnimmst, aber es gelangen nur ca. 2% der gesamten Informationsreize in Deinen bewussten Verstand und werden hier verarbeitet. Dein unterbewusster Verstand verarbeitet dagegen mehr als 98 % dieser Informationseinheiten und speichert sie, damit sie vielleicht später noch abgerufen werden können!

Ist das nicht gigantisch?

Dein bewusster Verstand kann nur für einige Sekunden den Fokus auf ein Objekt halten, aber Dein Unterbewusstsein arbeitet 24 Stunden am Tag kontinuierlich hochkonzentriert und steuert alle Informationen, die Deine inneren und äußeren Sinne aufnehmen, und verarbeitet sie.

Ein sehr gutes Beispiel ist die Funktionsweise Deines Atems und der Körpertemperatur.

Du kannst einen ganzen Tag erleben, ohne nur einmal an Deinen Atem oder Deine Körpertemperatur zu denken. Und dennoch funktioniert alles mustergültig, weil die Steuerungszentrale in Deinem Gehirn unbewusst alle Reize verarbeitet und der Körper darauf reagiert.

Genauso wirkt das in Deinem Unterbewusstsein: Alle Gedanken produzieren Gefühle, produzieren innere Bilder, produzieren Glaubensmuster und produzieren wieder Handlungen, produzieren **das, was Du erlebst!**

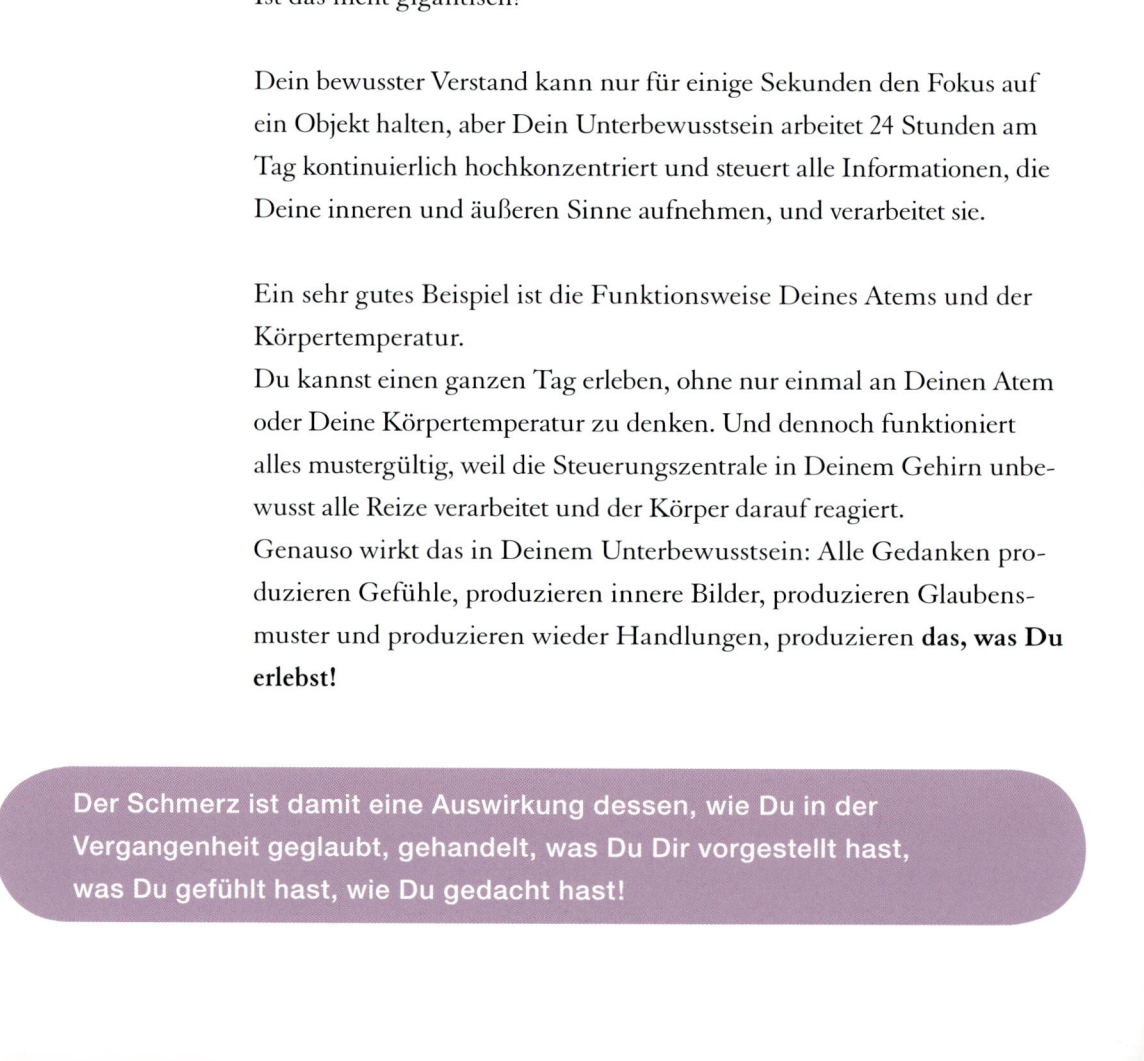

Der Schmerz ist damit eine Auswirkung dessen, wie Du in der Vergangenheit geglaubt, gehandelt, was Du Dir vorgestellt hast, was Du gefühlt hast, wie Du gedacht hast!

Wenn Du nun mit Deinem Bewusstsein tief in Deine Hüfte hinein-
wanderst, mit ihr Kontakt aufnimmst und dabei wahrnimmst, was die
Hüfte Dir mitteilen möchte, kommen vielleicht innere Bilder. Du hörst
Botschaften oder Du bekommst Empfindungen, die Dir aufzeigen, was
der Hüfte fehlt, damit sie gesund sein bzw. werden kann.

2. Übernimm Verantwortung für Deine Beschwerden

Dies ist ein großer Schritt: Verantwortung für die Beschwerden über-
nehmen!
Damit geschieht etwas sehr Wesentliches: Du hörst auf, gegen den
Schmerz anzukämpfen, und akzeptierst das, was da ist.
Ein Schmerz möchte nicht einfach nur weggemacht werden! Er ist ja
nur ein Signal! Er möchte, dass Du ihn anerkennst und akzeptierst!

Ich habe selber die Erfahrung gemacht: Sobald ich aufhöre, gegen den
Schmerz zu kämpfen, sondern mich mit ihm beschäftige und ihn akzeptiere, wird er weniger bzw. schwächer. Möglicherweise beginnt er in
andere Körperteile zu wandern. Auch hier kann ich mit meiner Wahrnehmung verweilen und innerlich kommunizieren, welche Botschaft
der Schmerz hat.
Mit der Akzeptanz folgen in der Regel auch Lösungsmöglichkeiten.
Daraus können Veränderungen geschehen!

Bei der inneren Selbsterforschung können Dir die Fragen zu den
geistig-seelischen Ursachen rund um die Hüfte helfen. Weiterhin ist
wesentlich, dass Du bei Deiner Erforschung alle wichtigen Lebensbereiche mit einbeziehst. Auch die Bedürfniserforschung kann helfen, Dir
selbst und den Botschaften Deiner Hüfte immer bewusster zu werden.

3. Entscheidung für Veränderung treffen

Der dritte Schritt besteht darin, eine Entscheidung zu treffen.

Bist Du bereit, etwas verändern zu wollen, damit es Deiner Hüfte wieder gutgeht?

Wenn es in Dir eine große Bereitschaft gibt, Veränderungen einzuleiten, kannst Du weiter ergründen, was Du selbst in Deinem Leben verändern kannst, um „Deinen Weg zu erleichtern, Deine Schritte freudiger zu tun".

4. Arbeit mit Deinem Unterbewusstsein

Wenn Du etwas dauerhaft in Deinem Leben verändern möchtest, ist es hilfreich, Dein Unterbewusstsein mit einzubeziehen. Dein bewusster Verstand trifft die Entscheidung und nun musst Du Dein Unterbewusstsein davon überzeugen und das Neue in ihm verankern.

Eine der wirksamsten Möglichkeiten, neue Muster und Gewohnheiten in Deinem Unterbewusstsein zu installieren, ist unter anderem die Visualisierung der neuen Zukunft als inneres Bild. Dein Unterbewusstsein kann nicht unterscheiden, ob das Bild wirklich erlebt oder nur erdacht ist.

Ein gutes Beispiel:

Du bist unterwegs und Du bekommst Hunger. Wenn Du nichts dabei hast und Du Dir vorstellst, worauf Du jetzt gerade Appetit hast, dann kann es sein, dass Dir dabei bereits das Wasser im Mund zusammenläuft!

Probiere das einfach mal aus und stell Dir Dein Lieblingsgericht auf dem Tisch vor! Wie es duftet, wie Du in Deiner Vorstellung bereits den

ersten Löffel in Deinen Mund schiebst. Wie es schmeckt, wenn Du
beginnst zu kauen…

Durch innere Bilder kannst Du klar und intensiv mit Deinem Unterbewusstsein kommunizieren!

Visualisierungen

Hier begegnet uns ein geistiges Gesetz: Gedanken, Gefühle und
Vorstellungsbilder gestalten die Realität, die ich erlebe! Sie informieren
meine Körperzellen und gestalten meinen Körper.

Das kannst Du für Dich nutzen, indem Du Dir den erwünschten Zustand immer wieder vorstellst.

Stell Dir dabei vor, wie Du bist, wenn Deine Hüfte heil und gesund ist.

Wie läufst Du dann?

Wie lebst Du dann?

Wo und wie arbeitest Du?

Mit wem bist Du gern zusammen?

Mit wem, mit was und wobei erlebst Du Freude und Leichtigkeit?

Wie fühlst Du Dich, wenn Du Dir selbst vertraust?

Stell Dir Deine Zukunft und Deine Hüfte vor, wenn sie heil und gesund ist!

5. Förderliche innere Einstellung und positive Handlungen

Nachdem mir die Botschaft meiner Hüfte klar geworden ist, kann ich
mental mit einem positiven Leitsatz arbeiten, um meiner Hüfte zu
signalisieren:

„Ja, ich habe verstanden, was Du mir mitteilen willst, und bin bereit,
mein Inneres in Einklang mit meiner Außenwelt zu bringen."

- -

Positiver Leitsatz:

Beispiele:

- Ich erlaube mir, Liebe und Freude zu empfangen und mich damit zu nähren.
- Meine Hüften helfen mir, in Leichtigkeit, Selbstvertrauen und Sicherheit im Leben vorwärtszugehen.
- Ich gestatte mir, flexibler in meinen Entscheidungen zu sein.
- Ich sorge für ein Gleichgewicht zwischen Ruhe und Aktivität und schreite mit Vertrauen und Gelassenheit voran.

- -

Positive Handlungen:

Nur der positive Leitsatz bewirkt allein nichts, wenn nicht auch im Außen förderliche Handlungen folgen, die mich wieder „auf den richtigen Weg" bringen!

Es benötigt im Alltag sowohl Aufmerksamkeit meinen Gedanken und Gefühlen gegenüber als auch die Bereitschaft, konkrete „Schritte" zu gehen, die mir helfen, wieder ins Gleichgewicht zu kommen und die Basis des Beckens und der Hüftgelenke zu stärken.

Finde jeden Tag konkrete Handlungen, die sich um die Themen drehen:

In Freude und Leichtigkeit meinen Weg gehen.
Mir selbst vertrauen.

Mich vom Leben sicher und getragen fühlen.

Mir sicher zu sein, dass ich auf dem richtigen Weg bin.

Mir sicher zu sein, dass es wirklich mein Weg ist, den ich gehe.

Mir die Angst vor Veränderung und Richtungsänderung bewusstmachen und Schritte tun, die in die neue Richtung gehen, dabei mein eigenes Tempo zu finden.

Nutze auch die Erforschungsmethoden und den Fragenkatalog, um für Dich Handlungen zu finden.

Welches davon ist derzeit Dein zentrales Thema?

Welches zentrale Bedürfnis ist unterversorgt?

Wie kannst Du dieses Bedürfnis befriedigen? Was kannst Du konkret dafür tun?

• •

Finde Handlungen sowohl für die

Körper-Ebene:	Körperübungen
Emotionale Ebene:	Deine Gefühle wahrnehmen und im Augenblick akzeptieren Deine Bedürfnisse im Fokus halten und sie bewusst bedienen
Seelische Ebene:	Inneres Erleben und innere Bilder Kommunikation mit Deinem Unterbewusstsein und Meditation
Energetische Ebene:	Energielenkungen

• •

6. Handlungen folgen lassen

Deine Hüfte möchte, dass Du ihre Botschaft herausfindest und damit in Deinem Leben etwas veränderst. Dazu gehören tägliche Handlungen, um der Hüfte zu beweisen, dass Du es ernst meinst!
Die folgenden Übungsanleitungen können Dir helfen, konkret im Alltag auf der Körper-Ebene die Handlungen erfolgen zu lassen.

Darüber hinaus findest Du im Anschluss ein 30-tägiges Selbsthilfeprogramm, um dauerhaft hinderliche Gewohnheiten rund um die Themen der Hüfte zu verändern.

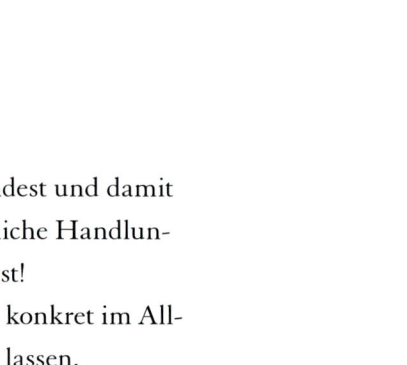

Körperliche Übungen

Für die täglichen Handlungen stelle ich hier einfache Alltagsübungen vor, die Du im 30-Tage-Programm wiederfindest!
Die Bewegungen des Beckens sind ein wichtiger Bestandteil für gesunde Hüften!

Beckenbeweglichkeit

Die Hüften sind Kugelgelenke. Damit die Knorpelmasse zwischen Hüftgelenkspfanne und Oberschenkelkopf gut erhalten bleibt, braucht es entsprechende Bewegungen des Oberschenkels oder des Beckens.
Du kannst Dich selbst beobachten, wie beweglich das Becken ist.
Es sollte in 3 Richtungen beweglich sein:

1. Becken: Vor- und Rückbewegung,
   Kippen des Beckens um die Querachse

Becken in der Normal-Stellung

Becken nach vorn gekippt: Die Beckenschale wird wie nach vorne ausgegossen

Becken nach hinten ge-gekippt: Die Beckenschale wird wie nach hinten ausgegossen

2. Becken: Seitwärtsbewegung, Bewegung des Beckens um die „Pfeilachse"

Becken in der Mitte

Becken nach links geneigt:
rechte Beckenhälfte
abgehoben.

Becken nach rechts geneigt:
linke Beckenhälfte
abgehoben

3. Becken: Drehung, Bewegung des Beckens um die Längsachse

Becken in der
Normalstellung

Becken nach rechts
gekippt / gedreht

Becken nach links
gekippt / gedreht

Im Idealfall bewegt das Becken die Beine. So werden die Oberschenkelköpfe kugelförmig im Hüftgelenk bewegt.

Stelle Dir am besten einen Timer oder Wecker und bewege im Alltag alle 2 Stunden das Becken oder die Beine wie in den folgenden Übungen:

Bewegungen im Alltag

1. Alltagsübung: Beckenkreisen im Sitz

Im Sitzen auf dem Stuhl öfter das Becken kreisen lassen.

2. Alltagsübung: Becken kippen im Sitz

Im Sitzen auf dem Stuhl das Becken vor- und zurückkippen

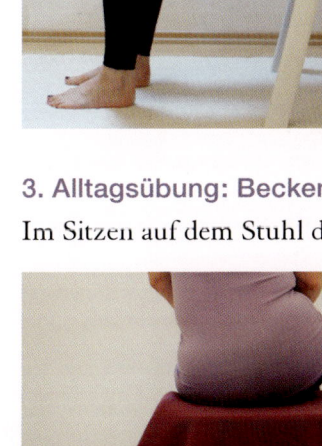
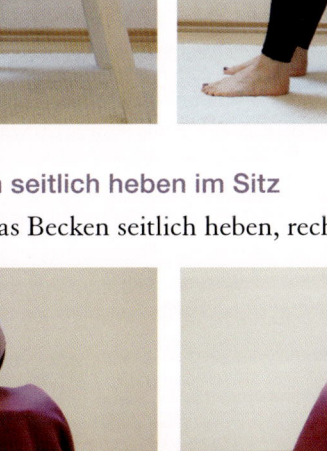

3. Alltagsübung: Becken seitlich heben im Sitz

Im Sitzen auf dem Stuhl das Becken seitlich heben, rechts und links

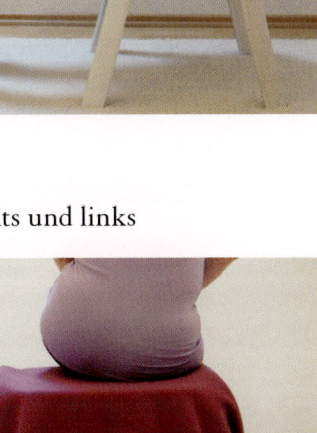

4. Alltagsübung: Beckenkreisen in der Rückenlage

Morgens im Bett zuerst das Becken mehrmals mit aufgestellten Beinen kreisen lassen, dann die Beine an den Oberkörper ziehen und die Knie kreisförmig bewegen

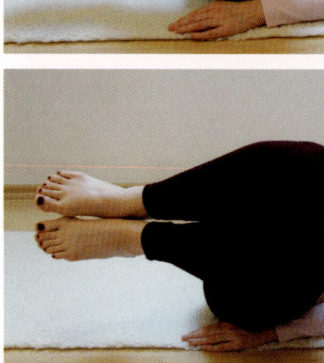
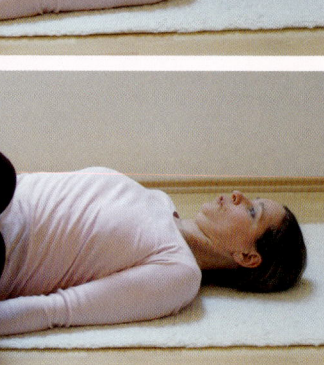
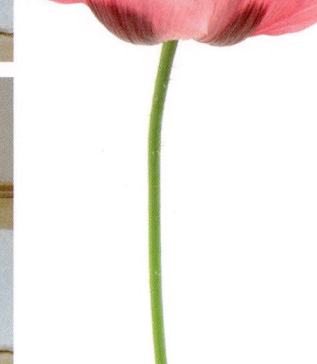

5. Alltagsübung: „Schwimmbewegungen"

Morgens im Bett die Beine an den Oberkörper ziehen, in den rechten Winkel bringen, die Beine in den Hüftgelenken kreisen, als ob sie „Schwimmbewegungen" machen:

Nach außen öffnen, nach vorne bewegen, Beine schließen, wieder an den Körper ziehen.

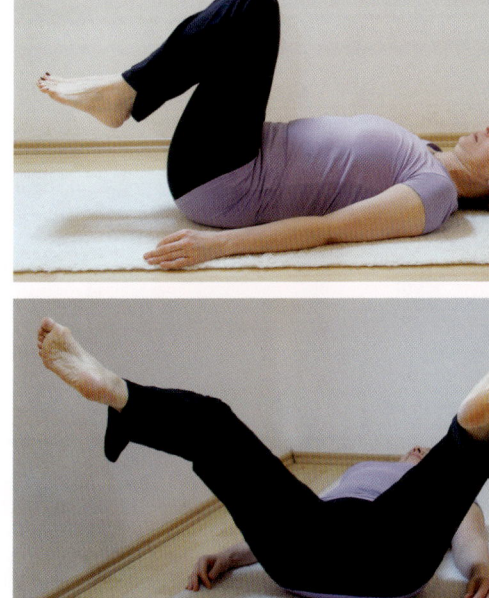
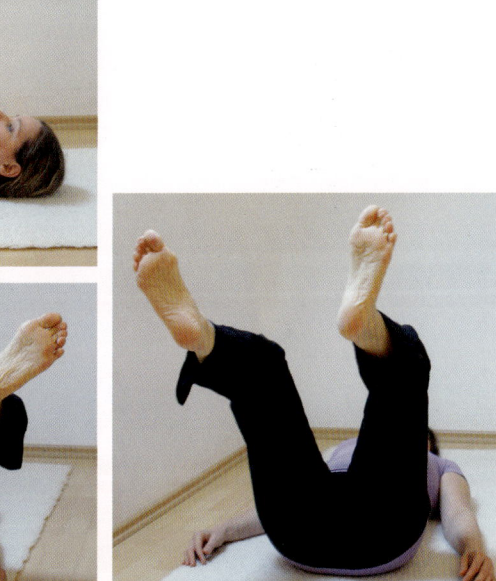

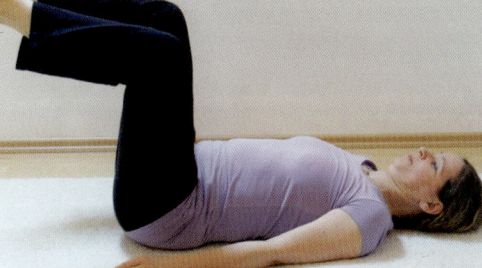

6. Alltagsübung: Beinkreisen im Stand

Im Stand auf einer Treppenstufe, am Geländer oder an einer Wand festhalten und das schwebende Bein kreisförmig bewegen. Kreisrichtung: vorne, außen, hinten! Mit dem anderen Bein entsprechend wiederholen

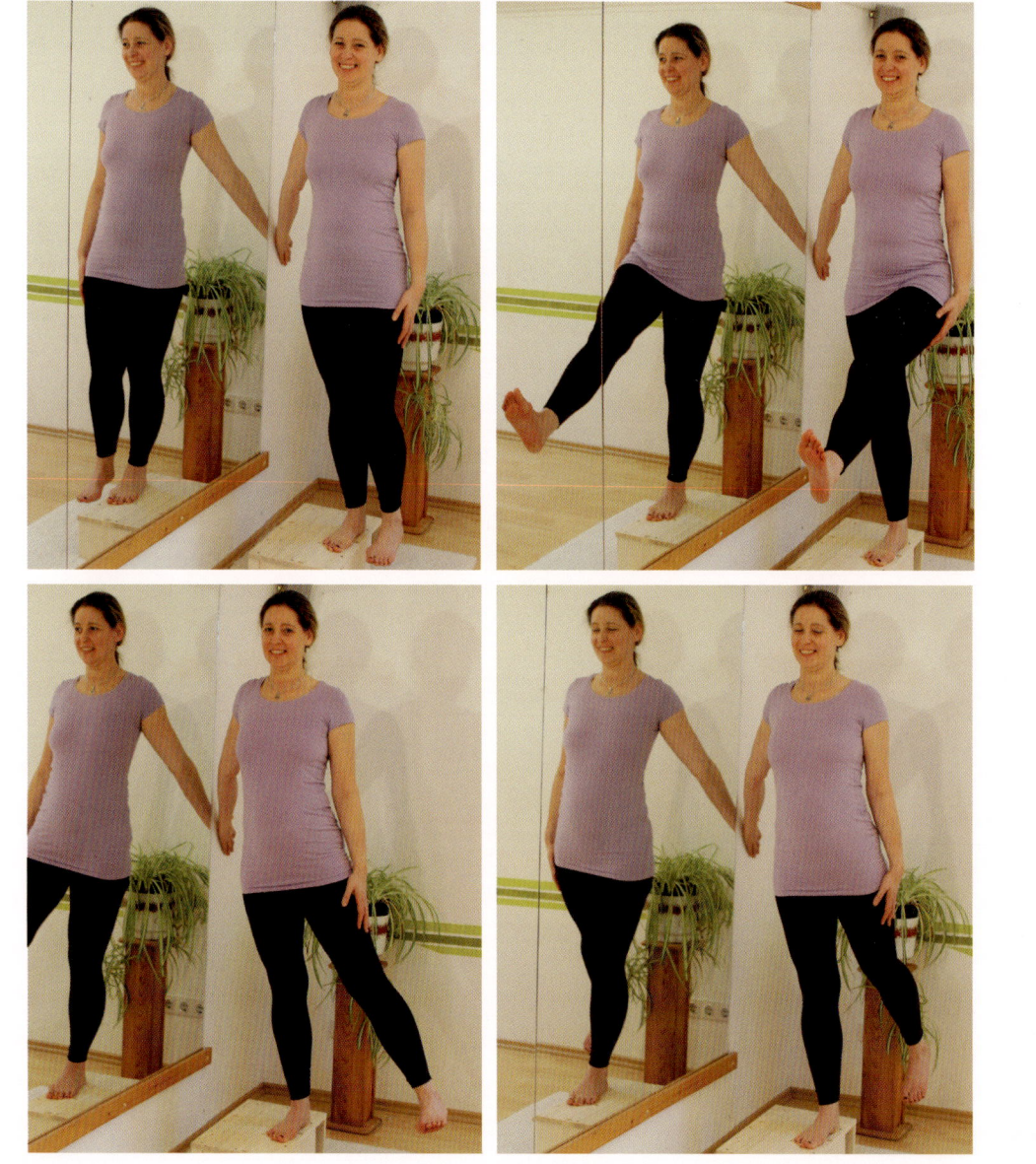

7. Alltagsübung: Beine nach vorne und hinten bewegen

Du kannst Dich auch an einem Stuhl abstützen, die linke Beckenhälfte heben, das Bein so anheben und nach vorne und hinten bewegen. Das Gleiche mit der rechten Beckenhälfte und dem rechten Bein. Ca. 10 bis 20x wiederholen.

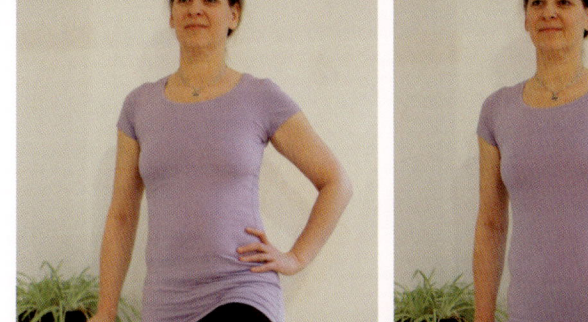
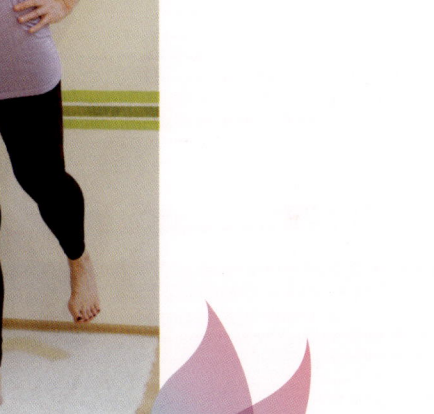
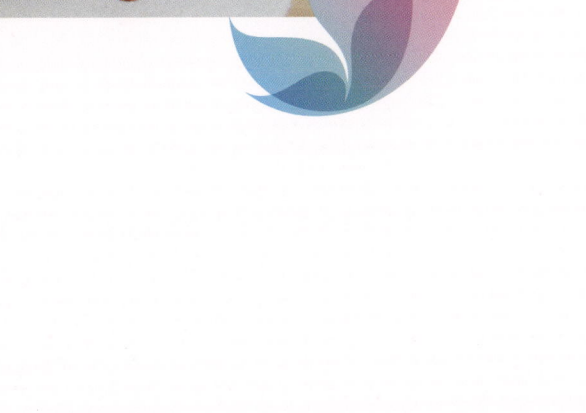

8. Alltagsübung: Bein beugen und strecken

Halte Dich an einem Stuhl fest und hebe das linke Bein angewinkelt an, dann lass das Bein wieder zum Boden sinken.

Wiederhole dies mit dem anderen Bein.

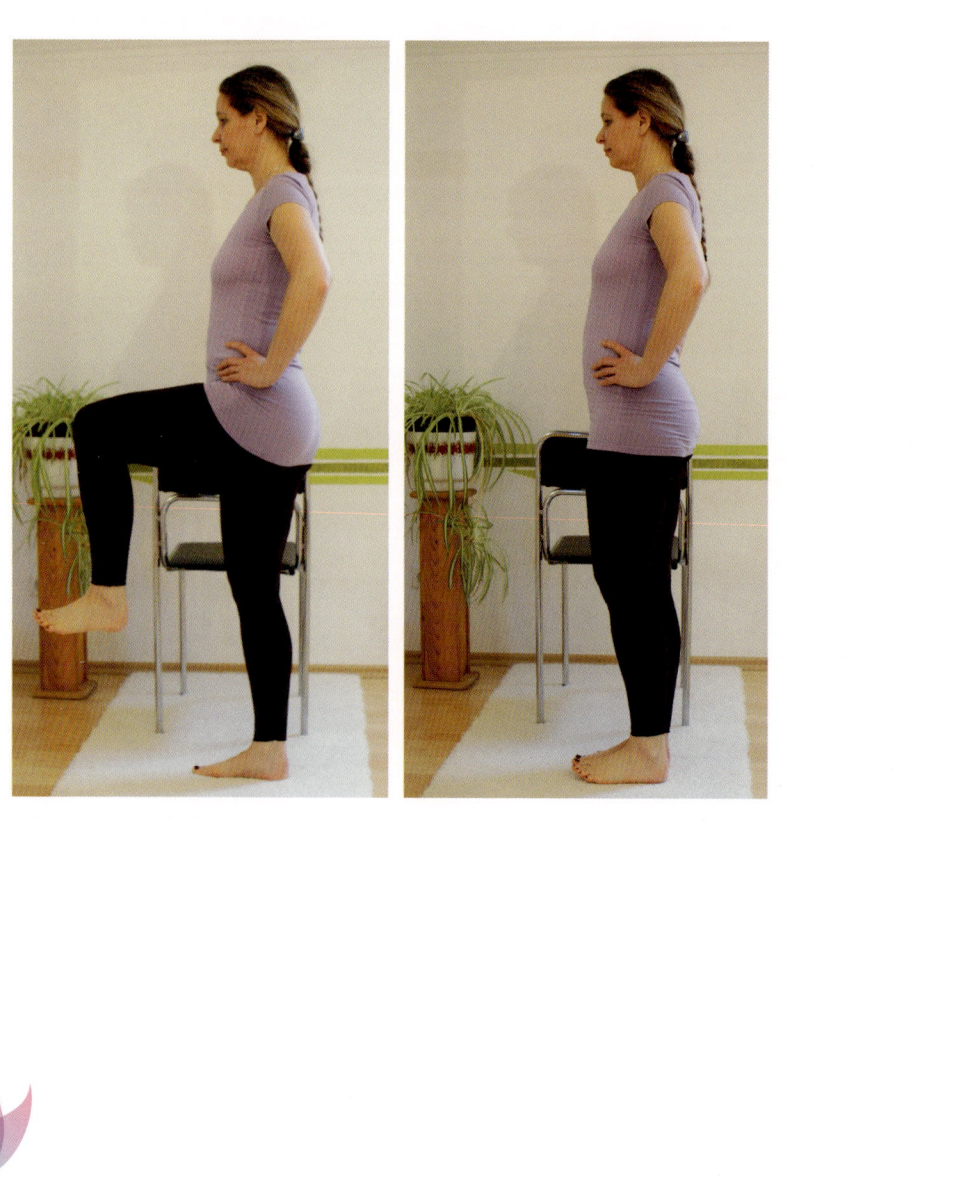

9. Alltagsübung: Beine seitlich heben

Halte Dich an einem Stuhl fest, hebe die linke Beckenhälfte an, so dass sich das Bein hebt, bewege das Bein nach außen und innen.

Wiederhole dies zur anderen Seite.

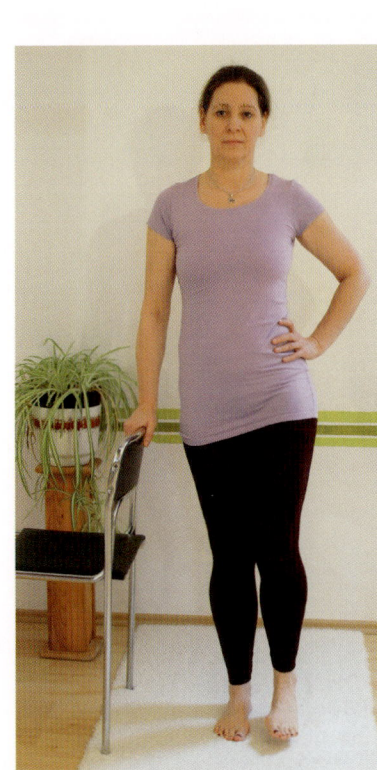
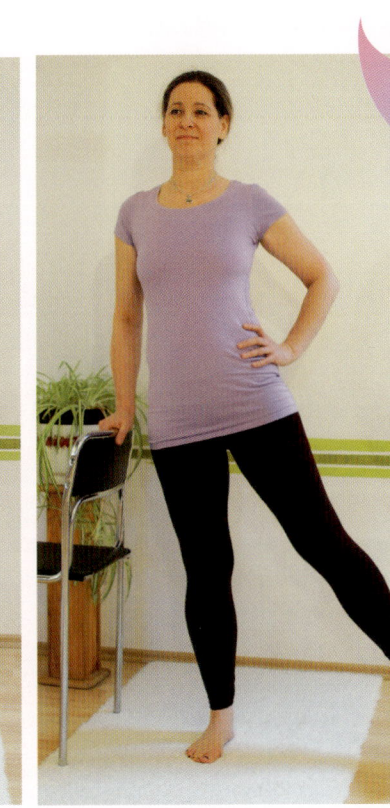

10. Alltagsübung: Bein nach außen und innen bewegen

Halte Dich an einem Stuhl fest, hebe das linke Bein angewinkelt an, dann bewege das Bein nach außen und innen. Übe das gleiche auch mit dem anderen Bein.

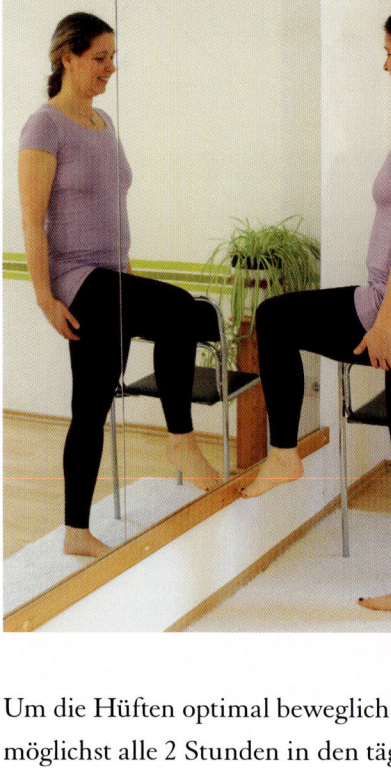 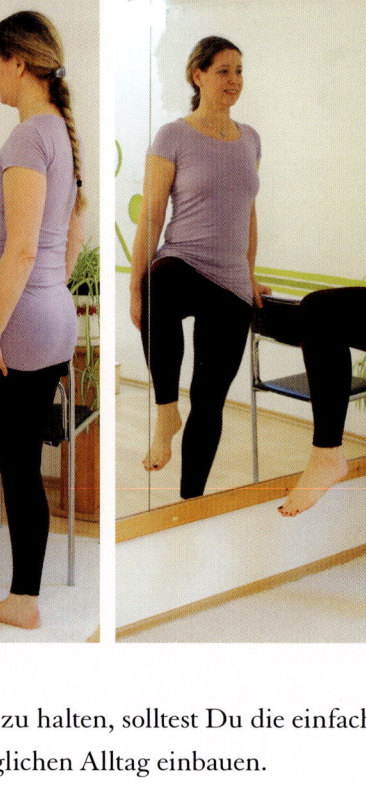

Um die Hüften optimal beweglich zu halten, solltest Du die einfachen Übungen möglichst alle 2 Stunden in den täglichen Alltag einbauen.

Es reicht, wenn Du Dir jeden Tag wenigstens eine Übung vornimmst und sie öfter durchführst!

Hüftbewegungen in der Mittagspause

Diese Übungen können auch als Alltagsübungen genutzt werden

Wenn Du etwas mehr Zeit hast, übe eventuell in der Mittagspause:

I. Ausgangsposition Sitz

1. Becken kippen

Du sitzt auf dem vorderen Drittel des Stuhls auf den Sitzknochen. Die Wirbelsäule ist gerade aufgerichtet.

Bewege jetzt das Becken, indem Du das Becken nach hinten kippst, so dass Du hinter den Sitzknochen sitzt, dann wieder in die Mitte. Von hier aus kippst Du das Becken nach vorne, so dass Du vor den Sitzknochen Richtung Schambein sitzt. Bitte einige Male wiederholen!

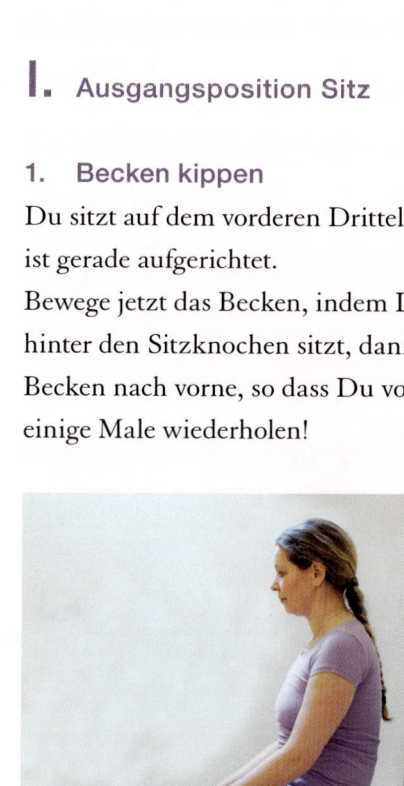 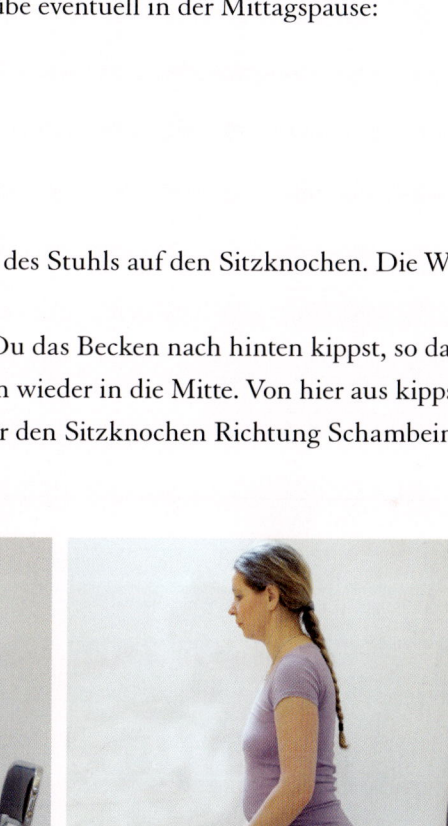

2. Becken in die Seitwärtsbewegung bringen

Hebe die Sitzknochen im Wechsel. Mal hebt sich der rechte Sitzknochen, indem Du die Beckenhälfte hebst, dann hebt sich der linke Sitzknochen, indem Du die linke Beckenhälfte vom Stuhl hebst.
Die Füße bleiben dabei gut am Boden verankert.
Bitte fünf bis zehnmal im Wechsel wiederholen.

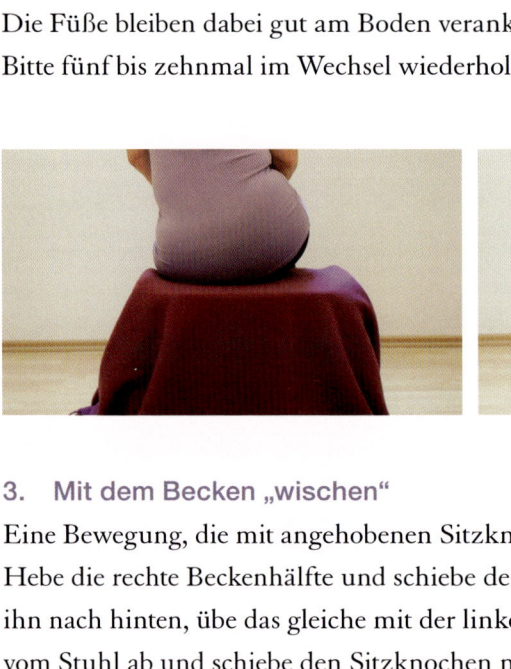 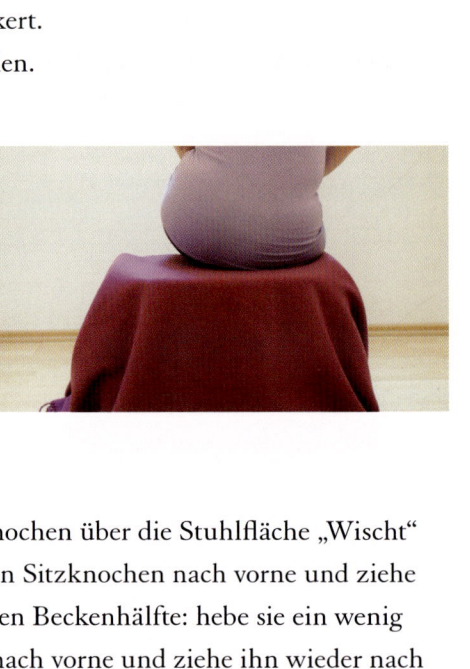

3. Mit dem Becken „wischen"

Eine Bewegung, die mit angehobenen Sitzknochen über die Stuhlfläche „Wischt"
Hebe die rechte Beckenhälfte und schiebe den Sitzknochen nach vorne und ziehe ihn nach hinten, übe das gleiche mit der linken Beckenhälfte: hebe sie ein wenig vom Stuhl ab und schiebe den Sitzknochen nach vorne und ziehe ihn wieder nach hinten.
Bitte jede Seite fünf- bis zehnmal wiederholen.

4. Pedal-Bewegung

Du hebst die rechte Beckenhälfte mit dem rechten Sitzknochen leicht vom Stuhl weg, bewegst dann die angehobene Beckenhälfte etwas nach hinten, dann nach unten und schiebst die Beckenhälfte wieder nach vorne in die Ausgangsposition. Das ist so, als ob Du nun mit der Beckenhälfte einen Halbkreis formst. Die Ferse bleibt dabei gut am Boden.
Das Gleiche machst Du mit der linken Beckenhälfte: Du hebst die linke Beckenhälf-

te mit dem linken Sitzknochen leicht vom Stuhl weg, bewegst dann die angehobene Beckenhälfte etwas nach hinten, dann nach unten und schiebst die Beckenhälfte wieder nach vorne in die Ausgangsposition. Die Ferse bleibt dabei gut am Boden.

Wenn Du das circa zehnmal je Seite geübt hast, lasse die beiden Beckenhälften im Wechsel kreisen: mal die rechte Beckenhälfte nach oben, hinten, unten und wieder nach vorne, dann die linke Beckenhälfte nach oben, hinten, unten und wieder nach vorne. Übe das ebenfalls zehnmal im Wechsel.
Diese Übung kannst Du auch im Alltag öfter durchführen!

II. Ausgangsposition im Stand

(Wand, Geländer oder Stuhl als Hilfsmittel)
Du stehst auf einer Treppenstufe, oder Du hältst Dich mit der rechten Hand am Stuhl oder an einer Wand fest, das rechte Bein ist Standbein. Nun hebe die linke Beckenhälfte an, zuerst hebt sich die Ferse, dann das ganze Bein vom Boden weg.

1. Bein vor- und zurückbewegen, mehrmals wiederholen

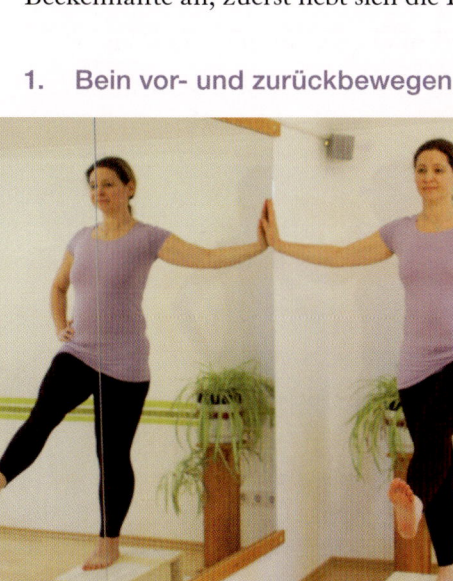
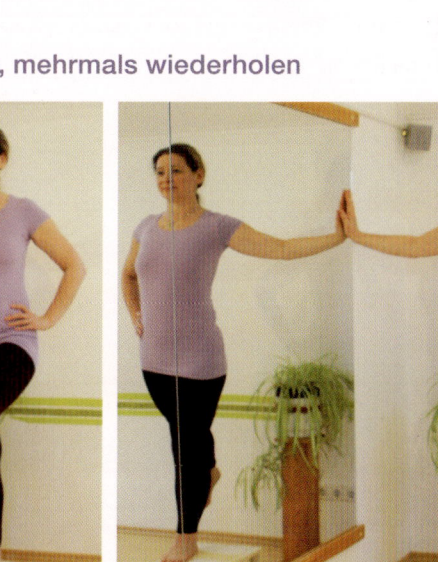

2. Bein zur Seite nach außen und innen bewegen und wiederholen

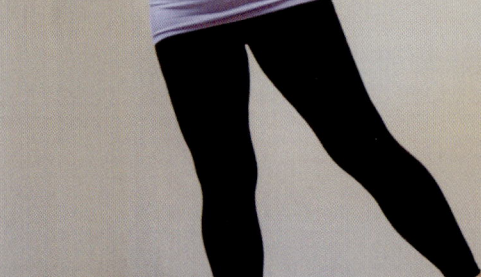 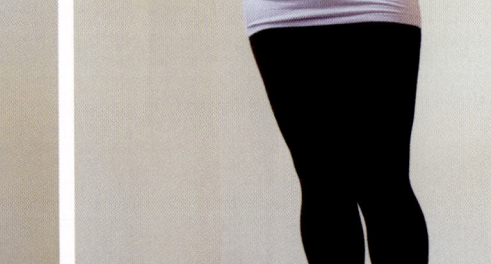

3. Bein kreisen lassen. Kreisrichtung: vorne, außen, hinten!

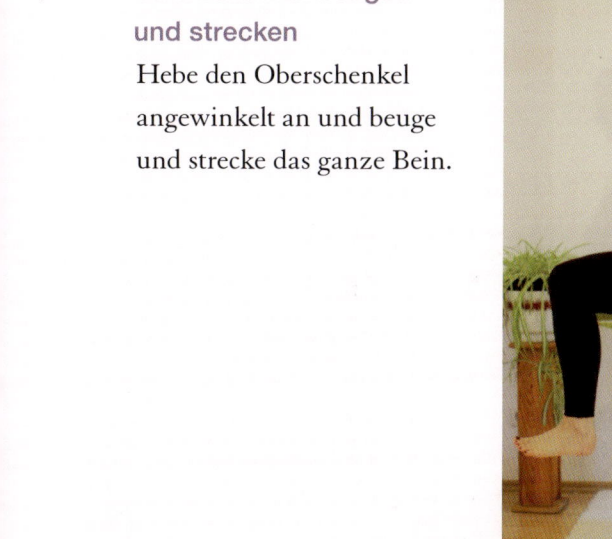

4. **Oberschenkel beugen und strecken**

   Hebe den Oberschenkel angewinkelt an und beuge und strecke das ganze Bein.

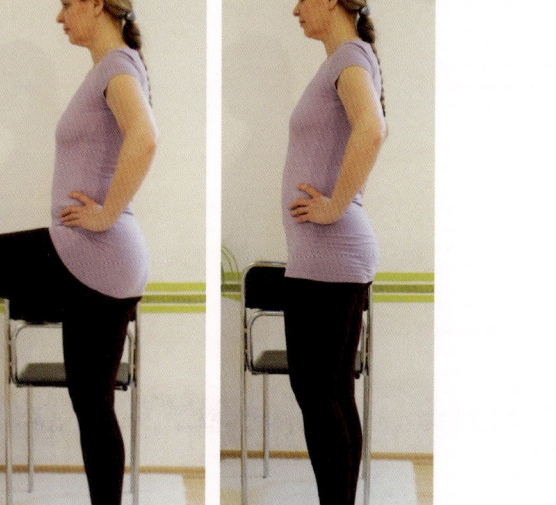

Hüft-Übungsprogramm für zu Hause

Dieses Programm beinhaltet Hüftübungen in unterschiedlichen Positionen, die Du auch einzeln üben kannst, je nachdem, wie viel Zeit zur Verfügung steht.
Optimal ist, wenn Du das Hüft-Übungsprogramm wenigstens 2- bis 3-mal pro Woche absolvierst, plus die regelmäßigen Alltagsübungen.

I. Becken und Hüftgelenke lockern

Du liegst in der Rückenlage:

1. Lockerung des Beckens

a) Stelle die Beine vor dem Gesäß auf, die Beine berühren sich von den Innenseiten her.
Bewege Deine Knie mehrmals nach rechts und links, so dass sich „Schaukelbewegungen" auf der Rückseite des Beckens ergeben.

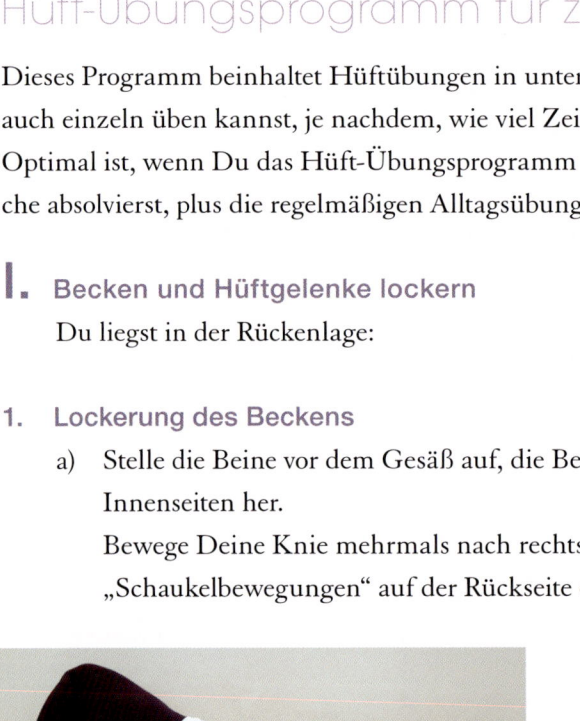

b) Ziehe jetzt beide Beine an den Oberkörper und dreh Dein Becken mehrmals nach rechts und links. Dabei halte die Beine möglichst eng zusammen.

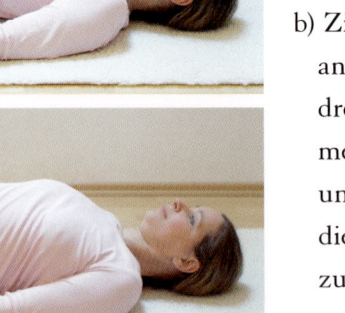

2. Lockerung in den Hüftgelenken

Zur Lockerung der Beine in den Hüftgelenken ziehe die Beine an den Oberkörper, lass den Oberschenkel und Unterschenkel in einen rechten Winkel kommen, jetzt mache Schwimmbewegungen mit den Oberschenkeln:

Öffne sie seitlich nach außen, führe sie etwas nach vorne, bringe die Beine vorne wieder zusammen in die Ausgangsposition.

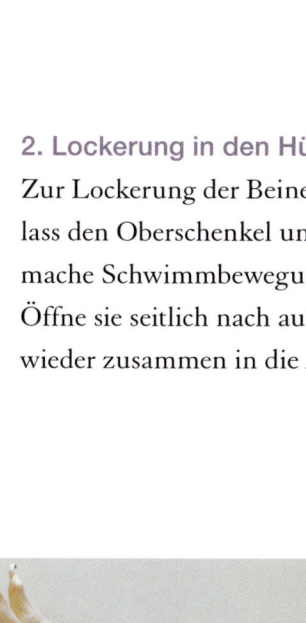
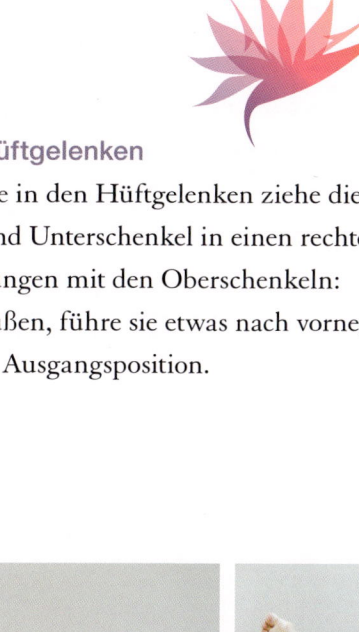
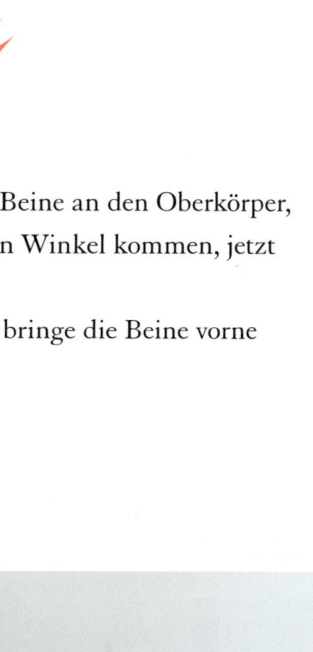
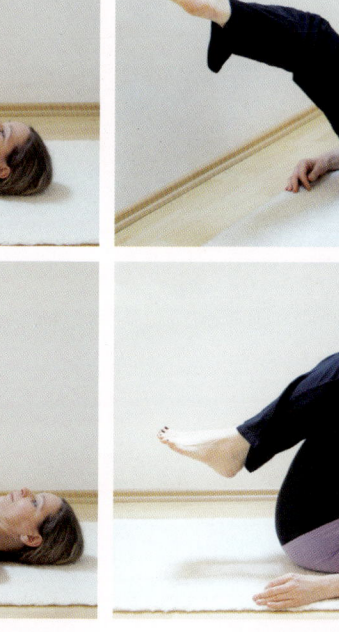
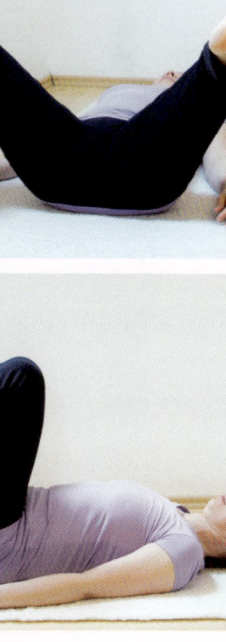

Strecke beide Beine nach oben in die Luft und schreibe Kreise mit beiden Beinen nach außen, dabei halte das Becken möglichst passiv. Nur die Beine bewegen sich in den Hüftgelenken!

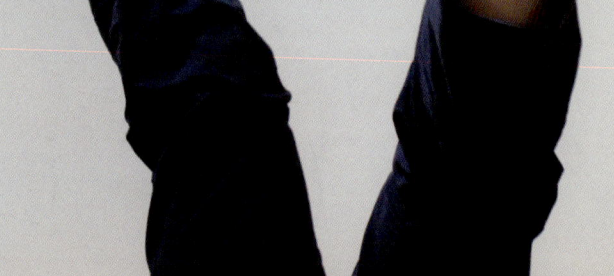
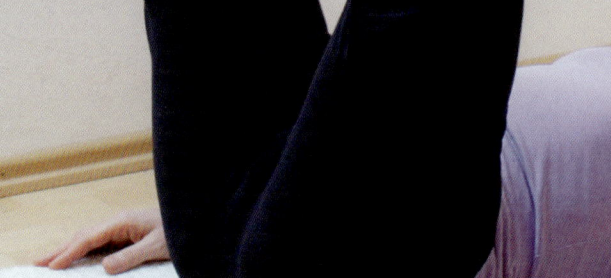
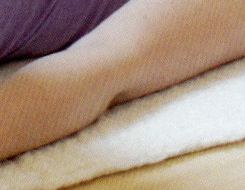

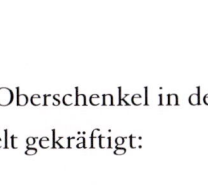

II. Muskeln der Hüften kräftigen

Nun werden alle Hüftmuskeln, die die Oberschenkel in der Hüftgelenkspfanne befestigen und die Beine bewegen, gezielt gekräftigt:

1. Oberschenkelvorderseite kräftigen

a) Aus der Rückenlage das rechte Bein an den Oberkörper ziehen, dann ausatmend nach vorne schieben, Richtung Boden sinken lassen, im Einatmen das Bein gestreckt nach oben heben, dann ausatmend wieder anwinkeln und an den Oberkörper ziehen.
Circa 8x wiederholen.

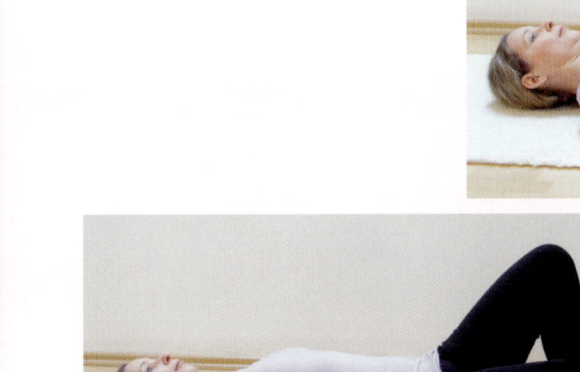
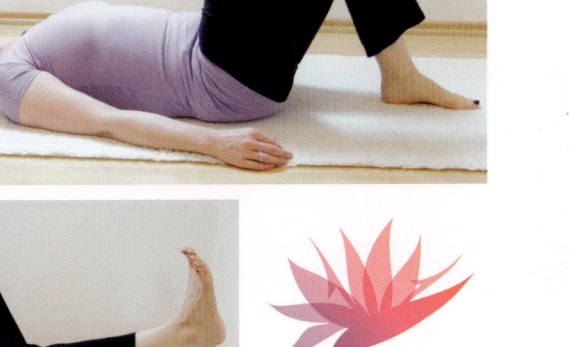

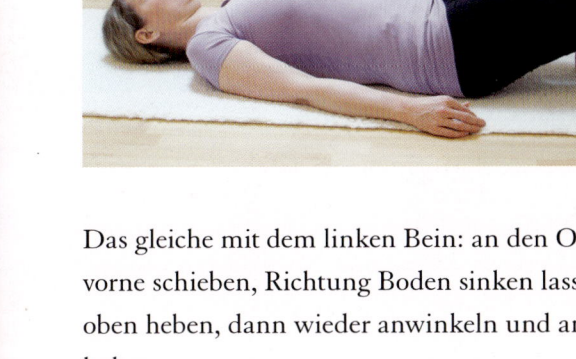
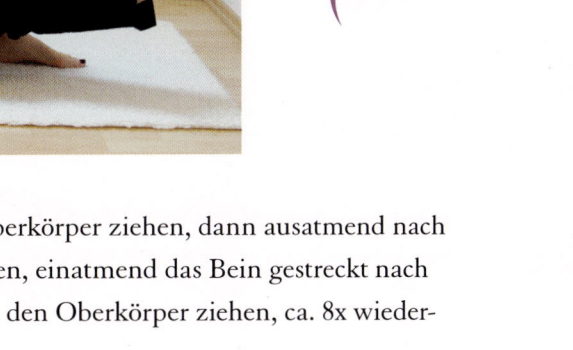

Das gleiche mit dem linken Bein: an den Oberkörper ziehen, dann ausatmend nach vorne schieben, Richtung Boden sinken lassen, einatmend das Bein gestreckt nach oben heben, dann wieder anwinkeln und an den Oberkörper ziehen, ca. 8x wiederholen.

b) Jetzt das rechte Bein am Boden ablegen, im Einatmen gestreckt nach oben in die Luft führen und langsam im Ausatmen wieder sinken lassen.

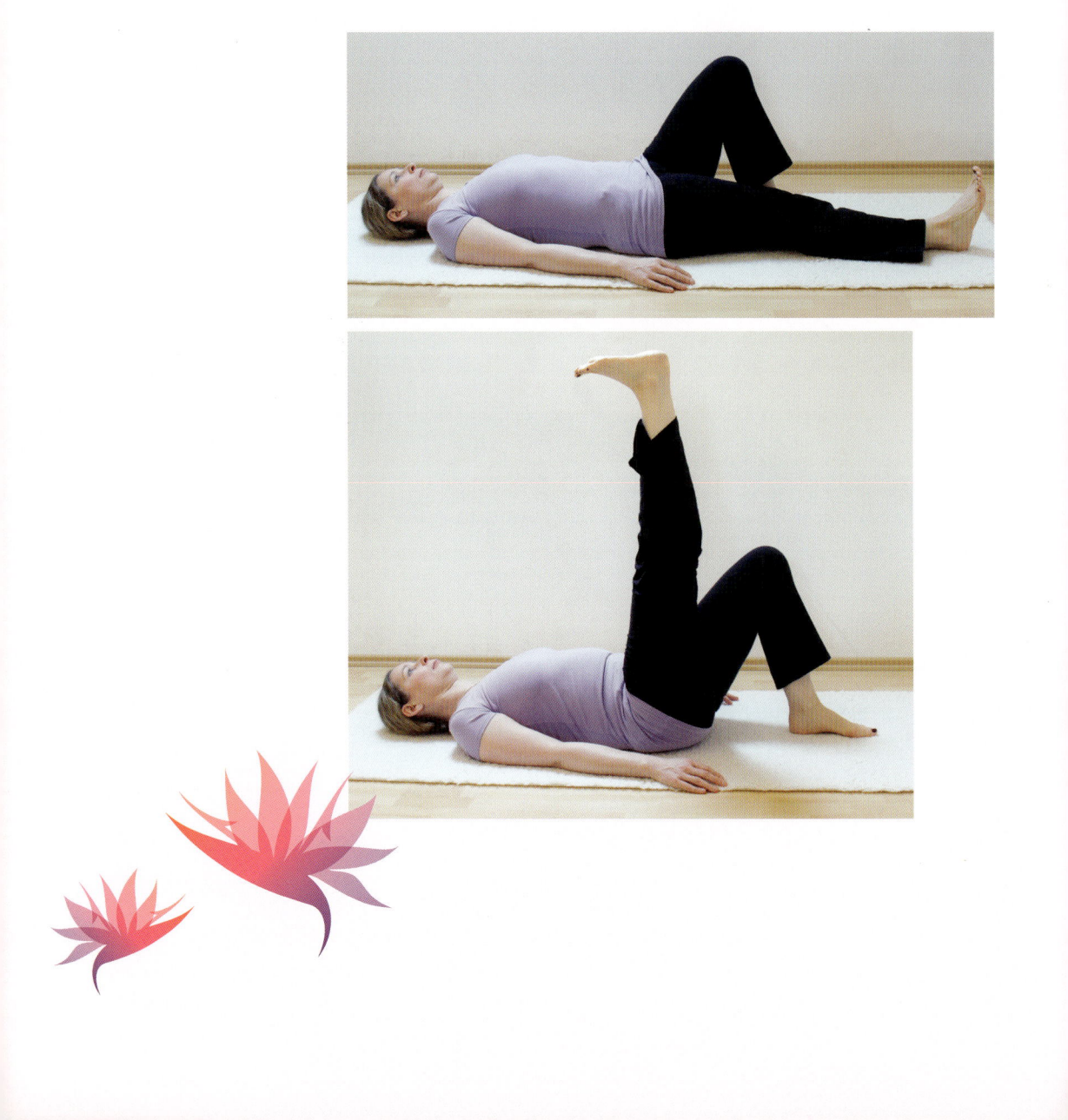

2. Oberschenkelinnenseite mobilisieren, kräftigen, dehnen

a) Beide Beine an den Oberkörper ziehen, im rechten Winkel anwinkeln, im Einatmen nach außen öffnen und im Ausatmen schließen. Bitte 5- bis 10-mal wiederholen im Atemrhythmus.

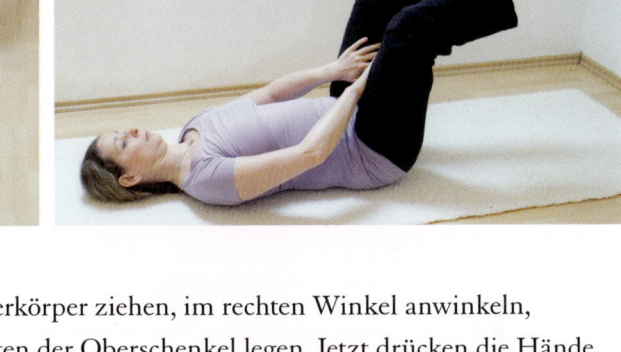

b) Beide Beine an den Oberkörper ziehen, im rechten Winkel anwinkeln, Hände an die Innenseiten der Oberschenkel legen. Jetzt drücken die Hände im Einatmen die Oberschenkel nach außen, diese geben dabei Gegendruck, im Ausatmen die Spannung wieder lösen. Circa 8x im Atemrhythmus wiederholen. Danach die Spannung einige Atemzüge halten.

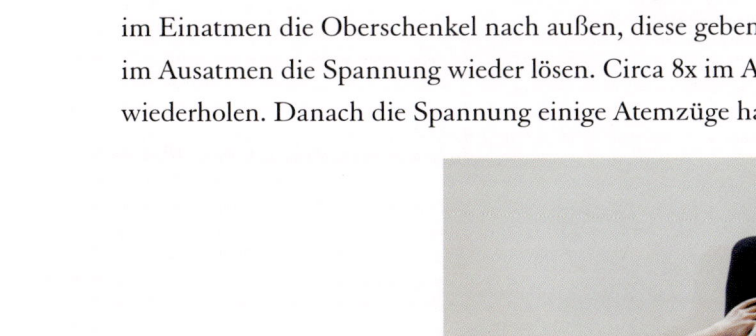

III.   Oberschenkel dehnen:

Nach den Kräftigungsübungen ist die Muskulatur warm und weich und lässt sich besonders gut dehnen.

1. Rückseite dehnen

Beide Beine vor dem Gesäß aufstellen:

Das rechte Bein an den Oberkörper ziehen, darauf achten, dass der Oberschenkel nun senkrecht nach oben zeigt, der Unterschenkel im rechten Winkel angewinkelt ist. Die rechte Hand vor den Oberschenkel legen, so dass die Fingerspitzen zum Knie zeigen. Nun den Unterschenkel nach oben in die Luft strecken, die Ferse aus dem Fußgelenk herausschieben und so die gesamte Rückseite des Oberschenkels dehnen.

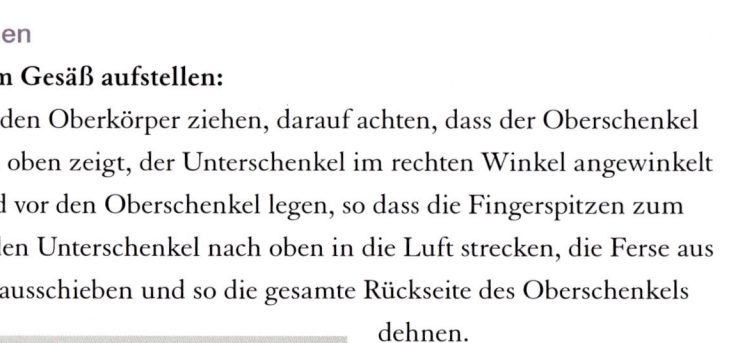

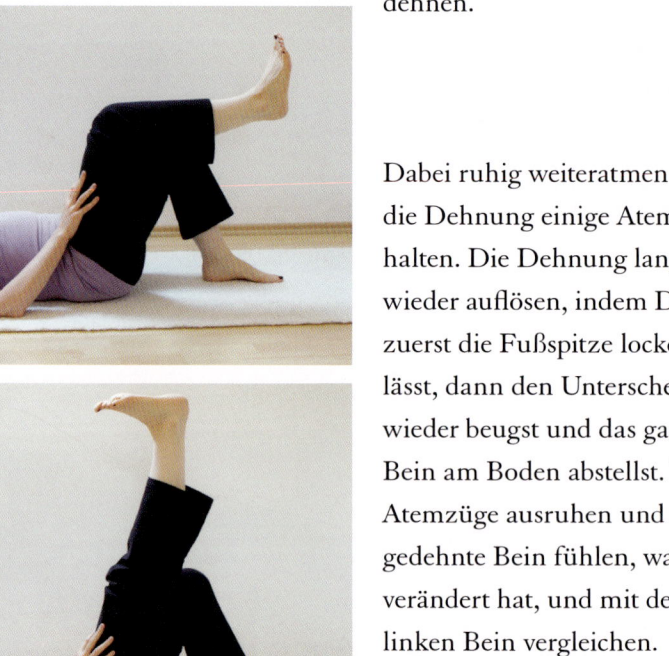

Dabei ruhig weiteratmen und die Dehnung einige Atemzüge halten. Die Dehnung langsam wieder auflösen, indem Du zuerst die Fußspitze locker lässt, dann den Unterschenkel wieder beugst und das ganze Bein am Boden abstellst. Einige Atemzüge ausruhen und in das gedehnte Bein fühlen, was sich verändert hat, und mit dem linken Bein vergleichen.

Nun das Gleiche mit dem linken Bein üben: an den Oberkörper ziehen, darauf achten, dass der Oberschenkel nun senkrecht nach oben zeigt, der Unterschenkel im rechten Winkel angewinkelt ist. Die linke Hand vor den Oberschenkel legen, so dass die Fingerspitzen zum Knie zeigen. Nun den Unterschenkel nach oben in die Luft strecken, die Ferse aus dem Fußgelenk herausschieben und so die gesamte Rückseite des Oberschenkels dehnen. Dabei ruhig weiteratmen und die Dehnung einige Atemzüge halten. Die Dehnung langsam wieder auflösen, indem Du zuerst die Fußspitze locker lässt, dann den Unterschenkel wieder beugst und das ganze Bein am Boden abstellst. Einige Atemzüge ausruhen und in das gedehnte Bein fühlen, was sich verändert hat, und mit dem rechten Bein vergleichen.

2. **Innenseiten dehnen**

    a) Beide Beine an den Oberkörper ziehen, die Ober-, und Unterschenkel in einen rechten Winkel bringen, dabei zeigen die Oberschenkel wieder senkrecht nach oben. Beide Hände an die Innenseiten der Oberschenkel legen, beide Beine seitlich nach außen öffnen und dabei die Unterschenkel seitlich nach oben strecken. Die Hände drücken beide Oberschenkel weiter nach außen, die Oberschenkelinnenseiten werden dabei gedehnt. Beide Fußspitzen anziehen, dabei die Fersen aus den Fußgelenken schieben. Das Becken bleibt am Boden liegen. Die Dehnung einige Atemzüge halten.

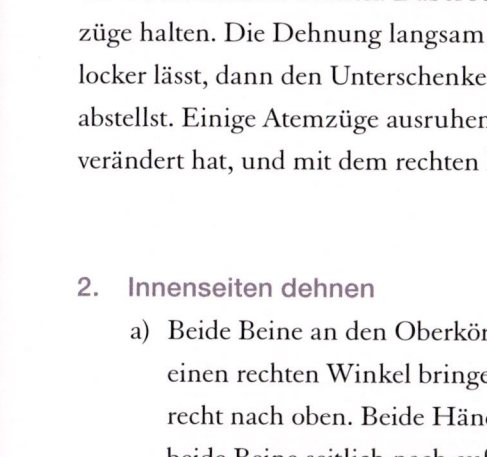

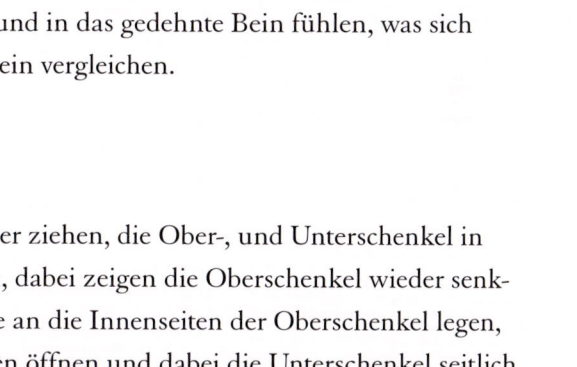

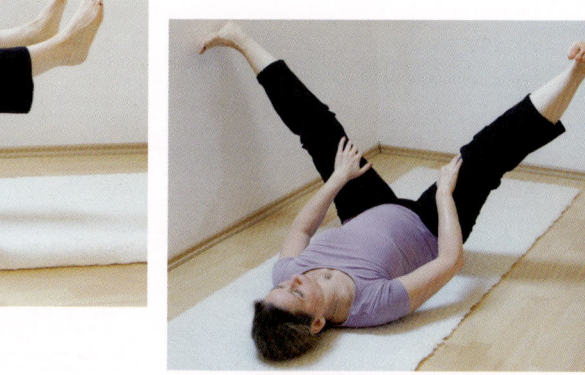

b) Beide Füße vor dem Gesäß aufstellen, die Fußsohlen zusammenlegen, so dass die Knie nach außen sinken. Zuerst die Knie nach innen und außen bewegen, um die Innenseiten elastischer werden zu lassen. Dann die Knie weit nach außen sinken lassen. Bewege in dieser Position Dein Becken mehrmals vor und zurück (kippen), dann lass Kreise auf der Rückseite des Beckens entstehen. Beide Übungen bewegen die Oberschenkel in den Hüftgelenkpfannen.

Dann lege Dein Becken in der Mitte des Kreuzbeins ab, lass die Knie weit nach außen sinken und halte atmend einige Atemzüge diese Position. Dabei nimm wahr, wie die Oberschenkel immer weicher und dehnfähiger werden. Danach die Position langsam wieder auflösen, ausruhen und den Wirkungen in den Beinen und Hüften nachspüren. Sicherlich nimmst Du Wärme und bessere Durchblutung wahr.

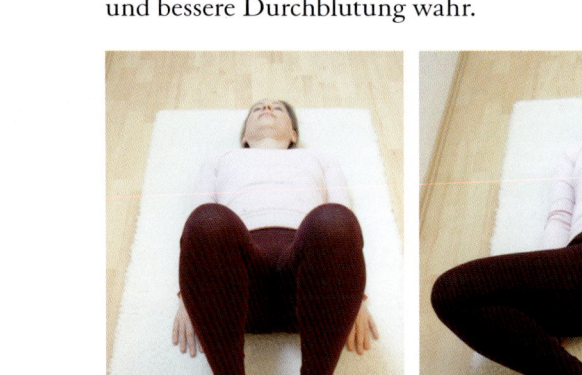
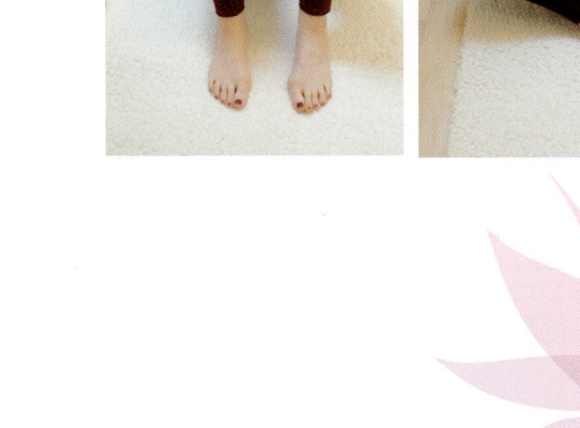

3. Hüftbeuger dehnen (Ilio-Psoas-Dehnung)

In der Rückenlage sind beide Füße vor dem Gesäß aufgestellt. Das rechte Bein an den Oberkörper ziehen, die Hände fassen die Rückseite des Oberschenkels und sorgen dafür, dass der Oberschenkel ganz nah auf den Bauch kommt.

Streck nun den rechten Unterschenkel nach oben in die Luft, doch nur so weit, wie der Oberschenkel noch gut auf dem Bauch Kontakt halten kann.

Nun streck das linke Bein langsam nach vorne und verlängere es über die Ferse.

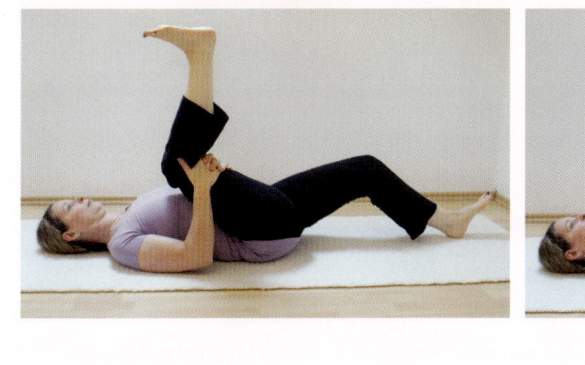

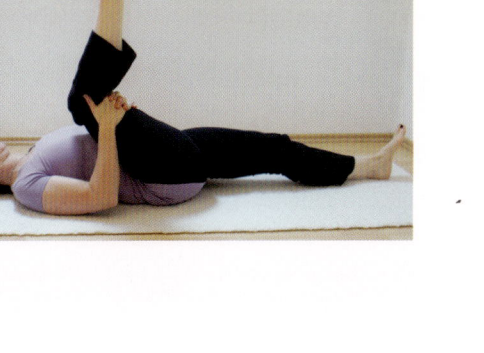

Du wirst jetzt eine Dehnung im linken Leistenbeuger wahrnehmen. Halte die Dehnung einige Atemzüge. Dann löse sie langsam wieder auf, indem Du den rechten Unterschenkel wieder beugst, die Hände löst und das rechte Bein langsam zum linken an den Boden führst.

Nimm die Seitenunterschiede wahr und übe das Gleiche mit dem linken Bein: Ziehe das linke Bein an den Oberkörper, lege die linke Hand an die Rückseite des Oberschenkels und sorge dafür, dass der Oberschenkel ganz nah auf den Bauch kommt. Strecke nun den linken Unterschenkel nach oben in die Luft, doch nur so weit, wie der Oberschenkel noch gut auf dem Bauch liegen kann. Nun streck das rechte Bein langsam nach vorne und verlängere es über die Ferse. Du wirst jetzt eine Dehnung im rechten Leistenbeuger wahrnehmen. Halte die Dehnung einige Atemzüge. Dann löse sie langsam wieder auf, indem Du den linken Unterschenkel wieder beugst, die Hände löst und das linke Bein zum rechten Bein an den Boden führst. Gönne Dir einige Atemzüge Pause, um dem Körper die Zeit zu geben, die Wirkung der Dehnung zu integrieren. Nimm auch wahr, wie sich das auf die Auflagefläche Deines Rückens auswirkt!

Variation:
Du kannst eine Decke unter Dein Becken legen.
Wenn die Auflagefläche des Beckens erhöht ist, wird die Dehnung des ausgestreckten Beins intensiviert!

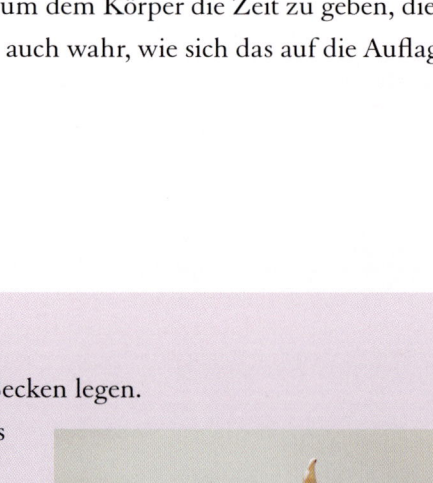

IV. Kräftigung der Oberschenkelaußenseiten und Hüftdreher

Als letzte Muskelgruppe, die ungemein wichtig für die Gesundheit der Hüftgelenke ist, sollten noch die Oberschenkelaußenseiten gekräftigt werden:
Hier gibt es zwei sehr effektive Übungen:

1. Kräftigung aus der Seitlage

Auf der rechten Körperseite liegen. Beide Beine sind so angewinkelt, dass die Ober- und Unterschenkel einen rechten Winkel bilden. Ebenso bilden Oberkörper und Oberschenkel einen rechten Winkel.
Du legst die linke Hand auf die obere, linke Beckenhälfte und schiebst diese ganz lang, Richtung Füße.

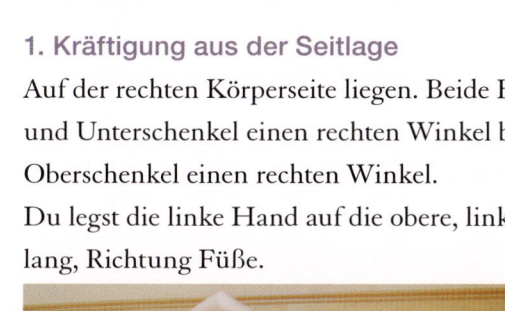
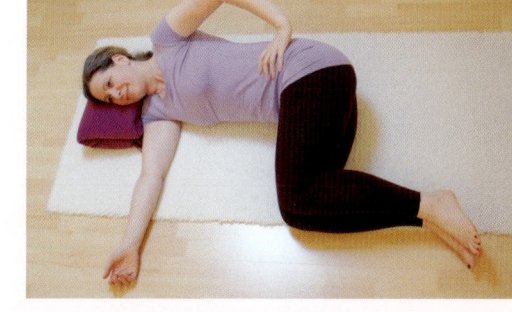

Jetzt fühlst Du eventuell eine kleine Wölbung in der rechten Taille.
Nun hebe zuerst das linke Knie nach oben hin an, dann den linken Fuß. Der Knöchel sollte jetzt etwas tiefer als das Knie sein.

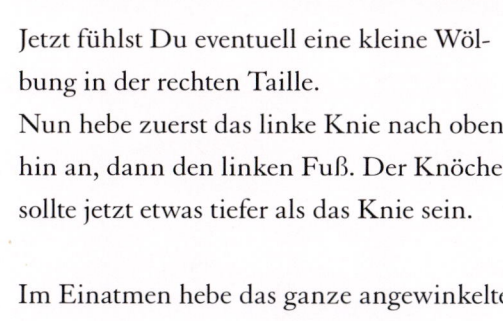
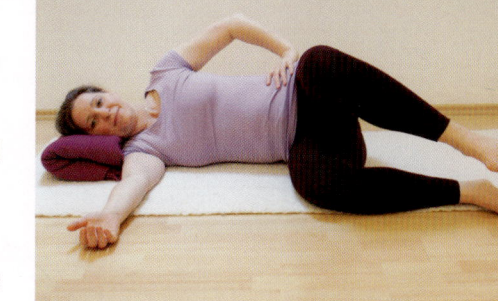

Im Einatmen hebe das ganze angewinkelte Bein etwas höher an, im Ausatmen lasse es wieder in die Ausgangsposition kommen. Wiederhole die Übung einige Male, bis Du merkst, dass die Muskeln warm werden. Danach halte das Bein in der Position einige Atemzüge statisch!

Dann ruhe wieder einige Atemzüge aus, bevor Du auch die andere Seite übst:

Auf der linken Körperseite liegen. Beide Beine sind so angewinkelt, dass die Ober- und Unterschenkel einen rechten Winkel bilden. Ebenso bilden Oberkörper und Oberschenkel einen rechten Winkel.

Du legst die rechte Hand auf die obere, rechte Beckenhälfte und schiebst diese ganz lang, Richtung Füße.

Jetzt fühlst Du eventuell eine kleine Wölbung in der linken Taille.

Nun hebe zuerst das rechte Knie nach oben hin an, dann den rechten Fuß. Der Knöchel sollte jetzt etwas tiefer als das Knie sein.

Im Einatmen hebe das ganze angewinkelte Bein etwas höher an, im Ausatmen lasse es wieder in die Ausgangsposition kommen. Wiederhole die Übung einige Male, bis Du merkst, dass die Muskeln warm werden. Danach halte das Bein in der Position einige Atemzüge statisch!

Dann pausiere wieder einige Atemzüge.

Spüre nach, was sich verändert hat.

2. Variation:

Wenn nach einigen Wochen die Muskulatur kräftiger wird, variiere die Übung, indem Du das obere Bein angewinkelt hebst, dann den Unterschenkel nach vorne streckst und das gestreckte Bein im Atemrhythmus in kleinen Minibewegungen auf und ab bewegst, bis die Muskeln warm werden.

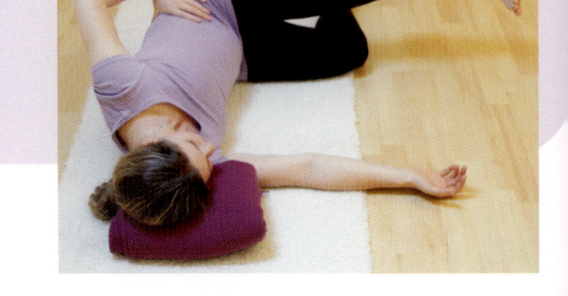

V. Dehnung der Hüftaußendreher/Piriformis

Du liegst in der Rückenlage, die Beine sind vor dem Gesäß aufgestellt. Lege den linken Knöchel auf das rechte Knie, achte darauf, dass das Becken in der Mitte auf dem Kreuzbein liegt, der Oberschenkel wird aus dem Hüftgelenk nach außen bewegt.

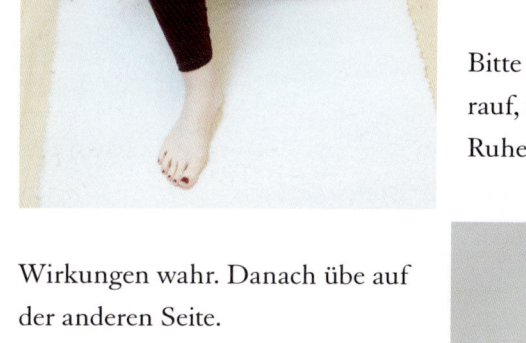

Ziehe jetzt beide Beine an den Oberkörper. Du wirst eine intensive Dehnung im Gesäß und an der Außenseite des linken Hüftgelenks wahrnehmen. Bleibe einige Atemzüge in der Dehnhaltung.

Bitte achte beim Auflösen der Position darauf, dass Du ganz langsam zurückkommst! Ruhe einige Atemzüge aus und nimm die

Wirkungen wahr. Danach übe auf der anderen Seite.

Lege den rechten Knöchel auf das linke Knie und achte darauf, dass das Becken in der Mitte auf dem Kreuzbein liegt. Bewege den Oberschenkel aus dem Hüftgelenk nach außen. Führe beide Beine an den Oberkörper und nimm eine

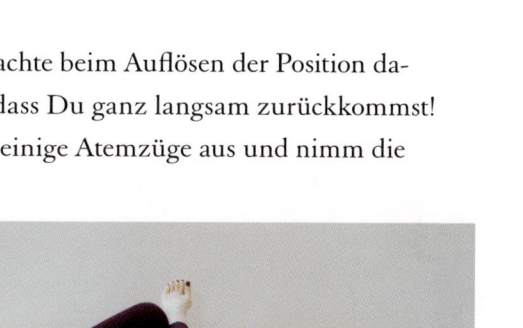

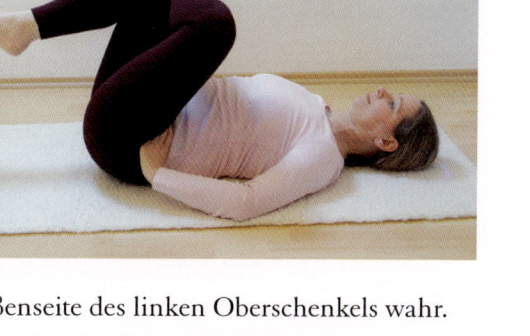

intensive Dehnung im Gesäß und an der Außenseite des linken Oberschenkels wahr. Halte wieder einige Atemzüge in der Dehnposition und löse sie danach langsam wieder auf! Schenk Deinem Körper eine kleine Weile Aufmerksamkeit in der Nachspürphase.

VI. Hüften entspannen

Nach den gezielten Übungen für die Hüftgelenke ist es sehr förderlich, sich einige Minuten Ruhe zu gönnen, um den Hüftgelenken zu signalisieren: Ja, ich habe bemerkt, dass ihr Zuwendung, Ruhe und Ausgleich braucht! Ich möchte euch zeigen, dass ich bereit bin, euch wieder mehr Aufmerksamkeit und Dankbarkeit zu schenken!

Du liegst bequem in der Rückenlage. Gern kannst Du ein kleines Kissen unter den Hinterkopf legen, die Beine aufstellen oder eine gefaltete Decke unter die Knie legen, falls Du nicht gut mit ausgestreckten Beinen auf dem Rücken liegen kannst. Sorge dafür, dass der Körper warm bleibt. Vielleicht deckst Du Dich auch mit einer Decke zu.

Schließe die Augen und richte Deine Sinne nach innen. Vielleicht hast Du ein inneres Bild von Deinem Körper. Spüre seine Empfindungen, vielleicht möchtest Du auch innerlich mit ihm sprechen und auf seine Antworten lauschen.
Nimm wahr, wie der Körper jetzt vom Boden getragen wird, so dass jeder einzelne Muskel sich lösen darf.
Dann spüre Deine Nase, durch die der Atem ein- und ausströmt. Bemerke die Kühle des Einatems und wie er im Ausatmen angewärmt aus dem Körper herausströmt. Beobachte das für einige Atemzüge.
Nimm wahr, wie der Atem nach einer kleinen Weile immer ruhiger wird, tief ein- und ausströmt und die Außenwelt immer mehr an Bedeutung verliert.
Nichts ist jetzt wichtig, nur der Körper und der Atem, der kommt und geht!

Jetzt lenke die Aufmerksamkeit in das rechte Hüftgelenk. Nimm die Hüfte bewusst wahr. Wie liegt das rechte Bein am Boden auf? Vielleicht gelingt es Dir, das rechte Bein im Ausatmen noch ein wenig mehr Richtung Boden sinken zu lassen? Vielleicht hast Du ein inneres Bild von den Oberschenkelköpfen, wie sie jetzt im Hüftgelenk verankert sind?

Nun stelle Dir vor oder denke Dir, wie Du über die Nase goldenes, warmes Sonnenlicht einatmest. Im Ausatmen lenke mit Hilfe Deiner Vorstellungskraft dieses warme Sonnenlicht in das rechte Hüftgelenk und lade es mit Licht und Wärme auf. Solltest Du Schwierigkeiten mit Vorstellungsbildern haben, reicht auch ein Gedanke: „Warmes Sonnenlicht scheint in mein Hüftgelenk!"

Wiederhole das einige Atemzüge: über die Nase goldenes Sonnenlicht einatmen, in die rechte Hüfte ausatmen. Stell Dir dabei vor, oder denke Dir, wie die Energie des Atems in die Knorpelmasse eindringt und sie ernährt und aufbaut.

Nimm wahr, was sich im Hüftgelenk verändert. Vielleicht spürst Du hier vermehrte Wärme und Durchblutung?

Nun lenke die Aufmerksamkeit in die linke Hüfte und nimm sie bewusst wahr. Wie liegt das linke Bein am Boden auf? Vielleicht gelingt es, das linke Bein im Ausatmen noch ein wenig mehr Richtung Boden sinken zu lassen?

Nun stelle Dir vor, oder denke Dir, wie Du wieder über die Nase goldenes, warmes Sonnenlicht einatmest. Im Ausatem lenke mit Hilfe Deiner Vorstellungskraft dieses warme Sonnenlicht in das linke Hüftgelenk und lade es mit Licht und Wärme auf.

Wiederhole das einige Atemzüge: über die Nase goldenes Sonnenlicht einatmen, in die linke Hüfte ausatmen. Stell Dir dabei vor, wie die Energie des Atems in die Knorpelmasse eindringt und sie ernährt und aufbaut.

Nimm auch hier wieder wahr, was sich in der linken Hüfte durch die Atemlenkung verändert.

Spüre, wie sich die Beine und das Becken nach den Übungen anfühlen, wo Du die Bewegung des Atems wahrnehmen kannst, wo Du vermehrt Wärme und Durchblutung fühlen kannst.

Gehe dabei sehr dankbar und liebevoll mit Deinem Körper um. Vielleicht möchtest Du Dich auch innerlich für die harmonische Funktion aller Körperbereiche bedanken?

Jede Zelle sehnt sich nach Liebe, Anerkennung und Aufmerksamkeit und jetzt gönne

Dir einige Momente Zeit, um ganz in Deinem Körper zu sein und Dich intensiv mit den unterschiedlichen Bereichen, vor allem Deinen Hüftgelenken zu beschäftigen.

Mit der Zeit wird die Hüfte beweglicher und kräftiger und die Bewegungen gelingen wieder mit mehr Lebensfreude und Leichtigkeit!

Nun richte Dich langsam auf das Ende der Ruhephase ein und erlaube Deinen Sinnen, sich wieder mehr nach außen zu orientieren.
Nimm den Boden unter Dir wahr, spüre das Gewicht des Körpers, lasse den Atem wieder tiefer werden, dehne und strecke Dich nochmal gut durch und sei wieder hellwach und ausgeruht!

! *Hinweis:*

Abschließend weise ich darauf hin, dass die Übungen zur Prävention der Hüftgelenke dienen. Bei dennoch länger anhaltenden Beschwerden sollte in jedem Fall ein Arzt konsultiert werden.
Bei Entzündungen im Hüftgelenk ist eine ärztliche Diagnose und Behandlung unumgänglich. In dem Fall ist eher Ruhe angesagt und eine medikamentöse Behandlung wichtig, damit die Entzündung abklingen kann!

Hüftgelenksbeschwerden innerlich reflektiert

Symbolik

Meine Hüften liegen zwischen dem Becken und den Beinen. Die Hüftgelenke bilden eine Einheit mit dem Becken. Sie tragen meinen Körper im Gleichgewicht und geben mir Halt. Sie ermöglichen die Bewegung der Beine und wie ich mich und meinen Körper fortbewege. Die Beweglichkeit der Hüftgelenke gibt mir die Möglichkeit, mich in alle Richtungen mit Leichtigkeit und Schwung fortzubewegen.

Geistig-seelische Bedeutung

Meine Hüften zeigen mir, wie entschieden ich im Leben weiterkomme! Sie zeigen auch meine innere Einstellung dem Leben gegenüber.

Die Hauptthemen der Hüften sind:
- Halt und Sicherheit im Leben,
- Fortschritt und Weiterkommen,
- Beweglichkeit, Flexibilität, Leichtigkeit,
- Schwung und Lebensfreude.

Fragen, die ich mir zu den Hüften stellen kann:
Gehe ich meinen Lebensweg mit Selbstvertrauen?
Gehe ich ihn in Freude und Leichtigkeit?
Fühle ich mich sicher und getragen vom Leben, von meinem Umfeld?
Bin ich sicher, dass dieser Weg der richtige ist?
Ist der Weg, den ich gehe, wirklich mein Weg oder gehe ich ihn, weil er von anderen ausgesucht wurde?
Wie flexibel bin ich gegenüber Richtungsänderungen?

All diese Fragen dienen der Selbsterforschung und können individuell noch ergänzt werden!

Schmerzen als Signal

Schmerzen im Körper sind Signale, dass sich etwas in meinem äußeren Leben nicht in Übereinstimmung mit meinem Inneren befindet.

Der Schmerz ist dabei als Botschafter des Körpers zu verstehen, damit ich meine innere Welt wieder mit meiner äußeren in Einklang bringe.

Ein Beispiel, welches ich gern in meinen Kursen und Seminaren verwende:

Stell Dir vor, Du bist mit Deinem Auto auf der Autobahn unterwegs. Plötzlich leuchtet im Cockpit eine rote Lampe auf! Was tust Du dann?

Vielleicht fährst Du auf den nächsten Parkplatz, steigst aus, nimmst Dir die Bedienungsanleitung für das Auto und schaust nach, was die Lampe zu bedeuten hat.

Oder Du fährst in die nächste Autowerkstatt und klärst, was zu tun ist.

Sicherlich wirst Du nicht die Lampe ausbauen, weil sie Dich stört!

Wenn Du den Schmerz als Signal verstehst, können Dir die geistig-seelischen Bedeutungen und die Symbolik helfen, die Botschaften Deines Körpers besser zu entschlüsseln.

Sie sollen Dir sozusagen als „Handbuch oder Bedienungsanleitung des Körpers" helfen, wieder in Einklang mit Deiner Innenwelt zu kommen.

Die Anregungen sind als Möglichkeiten der Selbsterforschung zu verstehen.

Aus meiner eigenen Erfahrung und in der Einzelarbeit mit vielen Kundinnen und Kunden zu deren körperlichen Beschwerden habe ich die Erfahrung gemacht: Wenn die Botschaft des Körpers wahrgenommen und verstanden sowie krankmachende Gewohnheiten im Alltag konkret verändert wurden, konnte sich das Symptom verabschieden.

Die Hüfte wurde beweglicher, Schmerzen besserten sich oder verschwanden und kamen nur wieder, wenn die Person wieder in alte Gewohnheiten zurückfiel.

Was signalisiert die Hüfte bei Schmerzen?

Da das Hüftgelenk Ausgangsort ist für meine Schritte und für den Weg, den ich gehe, kann es sein, dass mich meine Hüfte am Weitergehen hindern möchte. Vielleicht will ich zu schnell irgendwohin, habe Angst vor den Schritten oder Widerstand gegen den Weg, den ich gehen „muss".

Vielleicht ist da Unsicherheit, ob ich auf dem richtigen Weg bin.

Anscheinend fühle ich mich auch unsicher gegenüber meinen eigenen Fähigkeiten oder bin mir meines Wertes nicht wirklich bewusst. Möglicherweise opfere ich mich für andere auf und gehe deren Weg.

Es kann sein, dass mir mein Weg oder meine Richtung nicht gefällt, und ich gehe ihn deswegen schwerfällig und missmutig.

Es können auch Zweifel in mir sein, die mich am Voranschreiten hindern.

Möglicherweise fühle ich mich in meinem Standpunkt oder auf meinem Weg nicht unterstützt.

Vielleicht erlebe ich Widerstand oder mangelnde Flexibilität in Situationen oder gegenüber Menschen, mit denen ich mich auseinandersetze.

Es kann auch sein, dass ich voller Sorgen und Angst gegenüber der Zukunft bin, mich Entscheidungen belasten, weil ich glaube, mein Ziel nicht erreichen zu können.

Daraus können sich Fragen ergeben wie:

Entspricht die Richtung, die ich gehe, meinen Träumen und Visionen?

Kann ich meine Bedürfnisse durchsetzen und meinen Vorlieben, Wünschen und Vergnügungen nachgehen?

Nehme ich mein Recht in Anspruch, auf meinem Weg Freude, Spiel und Leichtigkeit zu erleben?

Fühle ich meine Sicherheit bedroht?

Erlebe ich mich als machtlos und ohnmächtig?

Habe ich zu viel Verantwortung für andere übernommen, ihnen ihre Wege abgenommen und fühle mich nun leer und benutzt?

Für die intensivere Auseinandersetzung mit den Botschaften der Hüften möchte ich weitere Ebenen der Selbsterforschung anbieten.

Alle Ebenen mit einbeziehen

Bei der Ursachenerforschung ist es wichtig, alle Lebensbereiche mit einzubeziehen, wenn es um die Hauptthemen des Hüftgelenks geht:

- Halt und Sicherheit im Leben,
- Fortschritt und Weiterkommen,
- Beweglichkeit, Flexibilität,
- Leichtigkeit, Schwung und
- Lebensfreude

Hauptthemen

Folgende Lebensbereiche sollen hier in die Aufmerksamkeit genommen werden:

1. Körper
2. Verstand
3. Arbeit
4. Finanzen
5. Beziehungen
6. Kreativität
7. Spiritualität

Lebensbereiche

Das anschließende 30-tägige Selbsthilfeprogramm berücksichtigt diese Themen.
Jedes Hauptthema wird für sieben Tage in den Vordergrund gestellt.
Jeder Tag hat einen Lebensbereich in der Aufmerksamkeit, in dem das Bedürfnis des Hauptthemas befriedigt wird.

Wenn Du das konsequent für 30 Tage anwendest, wird sich in Deinem ganzen „System" etwas Grundlegendes verändern, was sich sehr förderlich auf den Körper auswirken kann.
Das Programm kann durchaus über einen längeren Zeitraum wiederholt und angewendet werden. Nach meiner Erfahrung wirst Du bei der Wiederholung viele neue Dinge und Themen entdecken, die zu mehr Bewusstheit und Wachstum führen!

30-Tage-Selbsthilfeprogramm zur Gesunderhaltung der Hüften

Einführung

In diesem praxisorientierten Leitfaden erhältst Du Impulse, wie Du die Hauptthemen der Hüfte in den unterschiedlichen Lebensbereichen verändern kannst! Die Anregungen beziehen sich auf alltägliche Situationen. Es soll Anstöße geben, eingefahrene Sicht- und Verhaltensweisen zu überprüfen, ob sie Dich und Deine Hüfte unterstützen oder eher hinderlich sind!

Sicherlich gibt es Themen, die Du an einem Tag nicht abschließend erforschen kannst. Möglicherweise fallen Dir auch Aufgaben schwer, weil sie Dich emotional tief berühren. Vielleicht brauchst Du auch mehr Zeit, einen Tagesimpuls zu verarbeiten!

Das ist völlig in Ordnung! Dann schenk Dir die Zeit, die Du brauchst, Dich mit dem Thema auseinanderzusetzen! Deine schmerzende Hüfte braucht möglicherweise länger Zeit als 30 Tage, bis dass sich wirklich Verbesserung einstellt.

Es kann sein, dass Du schon längere Zeit Beschwerden in Deinem Hüftgelenk hast! Die Schmerzen sind nicht von heute auf morgen aufgetaucht und brauchen mindestens genau so viel Zeit, sich zu verändern, wie sie entstanden sind!

Das 30-tägige Gesunderhaltungsprogramm ist als Hilfe zu verstehen, festsitzende, unbewusste Muster zu erkennen, die die Schmerzen entstehen ließen. Damit sich diese festgefahrenen Gewohnheiten verändern können, braucht es:

1. die Auseinandersetzung damit
2. die Bewusstwerdung
3. die Absicht, etwas verändern zu wollen
4. die neue Handlung
5. die Wiederholung

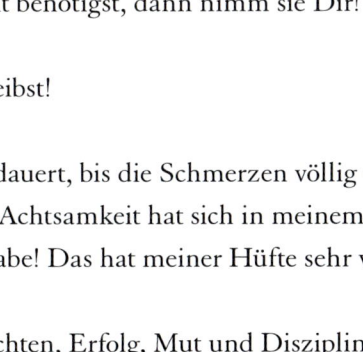

unbewusste **Muster**

Wichtig ist, dass Du Dich nicht unter Druck setzt, jeden Tagesimpuls an einem Tag erledigen zu wollen! Wenn Du mehr Zeit benötigst, dann nimm sie Dir!

Wesentlich ist, dass Du wirklich dran bleibst!

Es hat auch bei mir mehr als ein Jahr gedauert, bis die Schmerzen völlig verschwunden waren! In diesem Jahr der täglichen Achtsamkeit hat sich in meinem Leben sehr viel verändert, weil ich mich verändert habe! Das hat meiner Hüfte sehr wohlgetan!

Ich wünsche Dir viel Freude, viele Einsichten, Erfolg, Mut und Disziplin bei der Umsetzung in den nächsten Wochen!

Gute Besserung für Deine Hüfte!

Tag 0: Vorbereitung

1. Vereinbarung mit Dir selbst

Wenn Du bis hier gelesen hast, triff jetzt für Dich eine Entscheidung, ob Du bereit bist, Dich Deiner Hüfte für 30 Tage zu verpflichten, um Veränderungen einzuleiten. Falls Du innerlich ein JA dafür hast, lade ich Dich ein, dies schriftlich zu fixieren und eine Vereinbarung mit Dir selbst einzugehen!

Du findest ein Formular weiter unten. Gern kannst Du natürlich auch Deine eigenen Worte für die Vereinbarung verwenden.

Gut ist, wenn Du wenigstens drei Personen Deines Vertrauens von dieser Vereinbarung erzählst und sie bittest, Dich regelmäßig nach Deinen Fortschritten zu fragen! Damit vermeidest Du, dass Du Dein Vorhaben unter Umständen nach drei Tagen wieder aufgibst!

Überlege Dir gründlich:
Wie viel Zeit möchtest Du jeden Tag für Deine Hüfte investieren? Lausche innerlich in Dich hinein und setze Dir einen Zeitraum, der wirklich realistisch für Dich ist. Es ist besser, Deiner Hüfte täglich mehrmals Aufmerksamkeit zu schenken als nur hin und wieder 30 Minuten oder eine Stunde! Die Regelmäßigkeit installiert neue Gewohnheiten!

Mach Dir bewusst, dass Du jeden Tag isst und trinkst und es zu einer Selbstverständlichkeit geworden ist, genauso wie Dich jeden Morgen zu waschen, Deine Zähne zu putzen, zur Arbeit zu fahren oder bestimmte Tagesabläufe immer zu wiederholen.

Kannst Du erkennen, dass es durchaus möglich ist, neue Gewohnheiten zu erschaffen? So geht es mit Deiner Hüfte auch! Es bedarf ein wenig Achtsamkeit und Disziplin und den Fokus auf Deine Hüfte!

Das möglichst mehrmals am Tag!

2. Erfolgstagebuch

Besorge Dir ein kleines Schreibheft, welches Du ab jetzt als kleines Erfolgstagebuch benutzt! In dieses Heft schreibst Du jeden Tag Deine Handlungen, Erlebnisse und Erkenntnisse auf! Der beste Zeitpunkt ist am Abend, bevor Du ins Bett gehst! Du bist jedoch völlig frei in der Wahl Deines Zeitfensters, in dem Du Deine Erfolgserlebnisse festhältst. Wichtig ist, dass Du es wirklich jeden Tag einmal tust!

Drei Aufgaben gilt es jeden Abend, oder zum Zeitpunkt Deiner Wahl, zu erledigen:

1. Du liest Dir noch einmal die Tagesaufgabe für den Tag durch!

Dann reflektiere:

♦ Was war Deine Aufgabe?
♦ Hast Du sie erfüllen können?
♦ Wie hast Du Dich damit gefühlt?
♦ Wie fühlst Du jetzt Deine Hüfte?
♦ Welche Erkenntnisse sind Dir im Lauf des Tages für Deine Hüfte gekommen?

Schreibe wenigstens 3 positive Dinge auf, die Du mit Deiner Hüfte heute erlebt hast!

2. Visualisiere Deine Hüften! Wie fühlst Du sie, wenn sie ganz gesund sind?

♦ Wie läufst Du dann?
♦ Wie, wo und mit wem lebst Du?
♦ Wie fühlst Du Dich?
♦ Welche Dinge tust Du, wenn Dich die Schmerzen in Deiner Hüfte nicht mehr behindern?

Achte darauf, dass diese inneren Bilder mit Deinen Gefühlen aufgeladen sind! Diese Vorstellungsbilder kannst Du mehrmals am Tag wieder aufnehmen! Je öfter, desto besser! Beachte, dass Dein Unterbewusstsein nicht unterscheiden kann zwischen dem, was Du real erlebst oder Dir in Deiner Fantasie vorstellst, wenn Du es auch so fühlen kannst!

3. Wähle Dir einen positiven Leitsatz aus, der Deine Hüfte betrifft.
Beispiele:
- Ich erlaube mir, Liebe und Freude zu empfangen und mich damit zu nähren.
- Meine Hüften helfen mir in Leichtigkeit, Selbstvertrauen und Sicherheit im Leben vorwärts zu gehen.
- Ich gestatte mir, flexibler in meinen Entscheidungen zu sein.
- Ich sorge für ein Gleichgewicht zwischen Ruhe und Aktivität und schreite mit Vertrauen und Gelassenheit voran.

Finde für Dich eigene Formulierungen, die für Dich stimmen und die Du sowohl sagen als auch fühlen kannst!

Deinen positiven Leitsatz schreibst Du jeden Morgen als Erstes in Dein Heft und sprichst ihn laut aus! Du kannst diesen Leitsatz auch abends neu in Dein Heft schreiben! Wichtig ist, dass Du diesen Satz täglich wenigstens einmal schreibst und sprichst.
Wenn möglich, erinnere Dich auch tagsüber immer wieder an diesen Satz und spüre in Deine Hüfte hinein, wenn Du diesen Satz denkst oder sprichst!

Heute liest Du Dir diesen Text durch, und es wäre schön, wenn Du die Vereinbarung mit Dir selbst für Dich formulierst und bereit bist, diese auch zu unterschreiben!

Tagesaufgabe

Tagesaufgabe Tag 0: Zusammenfassung:

1. Vereinbarung mit Dir selbst verfassen und unterschreiben.
2. Den von Dir gewählten positiven Leitsatz in Dein Heft schreiben. Sprich ihn laut aus und versuche das, was Du geschrieben hast, zu fühlen!
3. Vorstellungsbild Deiner gesunden Hüften aufnehmen und es in Deiner Fantasie wie einen inneren Film ablaufen lassen!
4. Dich auf morgen freuen!

Vereinbarung mit Dir selbst

Ich _____ (Dein Name)
bin bereit, die volle Verantwortung für meine körperlichen Schmerzen in der Hüfte zu übernehmen!

Ab jetzt _____ (Datum) bin ich bereit, für 30 Tage meiner Hüfte Liebe, Aufmerksamkeit und Zuwendung zu schenken.

Ich nehme mir täglich konkret _____ Minuten Zeit, um mich mit meiner Hüfte zu verbinden und die Tagesaufgaben zu erfüllen!

Ich bin bereit, die kleinen Alltagsübungen in meinen Tagesablauf zu übernehmen und zusätzlich das gezielte Übungsprogramm ____-mal die Woche zu üben! (Hier trage ein, wie oft Du Dich selber verpflichtest, das Übungsprogramm zu absolvieren)

Ich bin mir dessen bewusst, dass Veränderungen nur geschehen können, wenn ich neue Gewohnheiten installiere, damit es meiner Hüfte besser geht!

Wenn ich wirklich mal keine Zeit finde, verurteile ich mich nicht, sondern sorge dafür, dass ich die Zeit nachhole! Ich liebe, achte und ehre mich und meinen Körper und bin bereit, gut für mich und diesen Körper und meine Hüfte zu sorgen!

_____

Datum   Unterschrift

1. Woche
Thema: **Halt und Sicherheit**

Wenn Du in diesem Spiel des Lebens mitspielst,
solltest Du den Fluss der Dinge nicht aufhalten.
Dieses Gesetz der Magie lehrt Dich vor allem,
loszulassen und Dich dem Rhythmus des Lebens hinzugeben.

Angelika Aliti

Tag 1: Wie sicher fühlst Du
Dich in Deinem Körper?

Dein Körper fühlt sich sicher, wenn Du ihn regelmäßig, möglichst täglich mit Deiner Aufmerksamkeit beschenkst! Vielleicht hast Du Dich in der Vergangenheit zu wenig um ihn gekümmert? Oder von ihm mehr gefordert, als ihm guttat?

Lege Deinen Fokus an diesem Tag auf Deine Beine und Füße! Mach Dir bewusst, dass Deine Beine Dein Körpergewicht tragen und Dir ermöglichen, Dich fortzubewegen! Als kleines Kind hast Du eine Vielzahl an Anstrengungen unternommen, bis Du laufen konntest! Immer wieder bist Du aufgestanden, musstest Dein Gleichgewicht schulen und lernen, einen Fuß vor den anderen zu setzen!

Jetzt hat sich diese Bewegung automatisiert, so dass Du nicht mehr darüber nachdenken musst. Es ist selbstverständlich geworden, dass Du laufen kannst. Deine Beine tragen Dich, wohin Du auch gehen willst! Ist es nicht Zeit, ein Gefühl von Dankbarkeit zu entwickeln, dass Deine Beine Dein Gewicht tragen, wenn Du stehst und Dich dorthin tragen, wo es Dich hinzieht?

Heute nimm Dir aktiv Zeit für folgende Alltagsübung und führe sie möglichst oft am Tag durch.

Stütze Dich an einem Stuhl oder einer Wand ab. Hebe die rechte Beckenhälfte und das rechte Bein vom Boden ab, lass das Bein kreisen nach vorne, außen, hinten und wieder nach vorne. Wiederhole das 10- bis 20-mal und führe das Gleiche mit dem linken Bein durch.

Wenn Du in einem Arbeitsverhältnis stehst und jetzt ein Einwand kommt: Während der Arbeit kann ich das nicht machen, da ist so viel anderes!

ein kleiner Tipp

Sicherlich gehst Du ab und zu auf die Toilette? An diesem Ort nimm Dir eine Minute zusätzlich Zeit und halte Dich an der Wand fest, stell Dich auf Dein gesundes Bein und lass das andere Bein ein paarmal vor- und zurückschwingen, mache ein paar Kreise nach vorne, außen und hinten und bring das Bein mehrmals nach außen und innen! Schon hast Du gezielt etwas zur Erhaltung der Knorpelmasse beigetragen! So einfach ist das!

Und vielleicht gelingt es Dir ja, dies noch öfter zu wiederholen? Vielleicht im Abstand von 2 bis 3 Stunden? Sicherlich gehst Du heute noch öfter zur Toilette?

☺ **Tagesaufgabe**

1. Alltagsübung möglichst zwei- bis dreimal durchführen sowohl mit der Seite der schmerzenden Hüfte als auch mit dem anderen Bein! Eventuell jedesmal ein inneres DANKE formulieren?

2. Drei Erfolgserlebnisse im Tagebuch notieren und einen positiven Leitsatz hineinschreiben!

3. Vorstellungsbild Deiner gesunden Hüften aufnehmen und es in Deiner Fantasie wie einen inneren Film ablaufen lassen!

Tag 2: Nicht nur Dein Verstand schenkt Dir Sicherheit.

Seit Du auf der Welt bist, hast Du eine enorme Menge an Wissen aufgenommen! Nicht nur in der Schule hast Du gelernt, sondern Deine ganzen automatisierten Bewegungsabläufe, Gewohnheiten, Verhaltensweisen entstehen aus dem, was Du an Wissen angesammelt hast! Du hast gelernt zu sprechen, zu lesen, Dich an Deinem Umfeld zu orientieren!

Du musst Dir nicht überlegen, wie Du den Wasserhahn aufdrehst!
Du weißt, wie das geht! Genauso weißt Du, wie Du Deine Kaffeemaschine bedienen kannst, Dein Auto lenkst, wie Du mit Deinem Handy und dem PC umgehst!

Kannst Du Deinen Verstand heute mal achten und ehren und DANKE sagen, für alles, was darin enthalten ist, was automatisch abläuft, ohne dass Du Dich darum bemühen musst? Gibt Dir das ein Gefühl von Sicherheit?

Als Nächstes mache Dir bewusst, dass es jenseits Deines begrenzten Verstandes noch eine Kraft gibt, die ich hier „Intuition" nennen möchte! Sicherlich hast Du schon Situationen erlebt, in denen Du nicht weiterwusstest, und plötzlich kam ein innerer Impuls, dem Du folgtest und von dem Du nicht sagen konntest, woher er kam! Doch der Impuls war goldrichtig!

Heute wende Dich bewusst Deiner „Intuition" zu! Beobachte Situationen, in denen Du wie geführt wirst! Wenn Du zum Beispiel eine Frage hast, für die Du noch keine Antwort kennst, stelle sie mal „innerlich"! So als ob Du mit Dir selbst sprechen würdest, und bitte um eine Lösung!

Achte auf „Zufälle", die Dir begegnen, die mit der Frage zusammenhängen können! Achte auf das, was Du hörst, liest, oder auf Menschen, die Dir begegnen: Welche Botschaften haben diese Menschen für Dich? Gehe heute mal sehr „achtsam" durch den Tag und bitte bewusst um „Führung"!

Wenn Du dies öfter machst, bemerkst Du sicherlich, dass Dein Tag leichter läuft! Vielleicht kannst Du Sicherheit in der „geistigen Führung" finden?

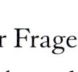

Tagesaufgabe

- „Achtsam sein"! Deinen bewussten und intuitiven Verstand in die Aufmerksamkeit nehmen! Der „Führung" folgen!
- Im Erfolgstagebuch notieren, was Dir aufgefallen ist
- Leitsatz schreiben
- Visualisieren

Alltagsübung:

Im Sitzen auf dem Stuhl öfter das Becken vor- und zurückkippen. Mal hinter den Sitzknochen sitzen, mal vor die Sitzknochen rutschen.

Deine Hüfte freut sich, wenn Du ihr das Hüftprogramm gönnst!

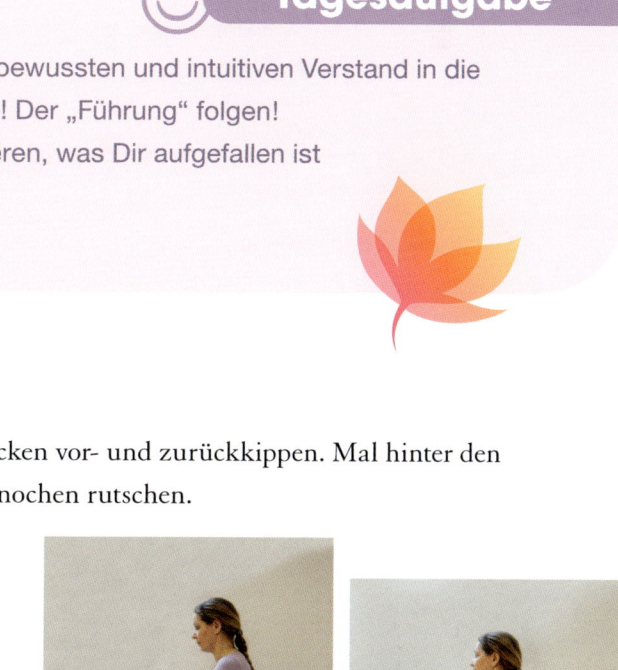

Tag 3: Was bedeutet Arbeit für Dich?

Zuerst möchte ich Dir Anregung geben, Dir die Frage zu stellen: Was ist Arbeit? Vielleicht antwortest Du jetzt: Arbeit ist das, was ich täglich tun muss, damit ich mein Geld verdiene! Normalerweise definieren die meisten Menschen Arbeit als die Möglichkeit der Überlebenssicherung. Sie arbeiten, „um Geld zu verdienen"!

Einige Menschen suchen durch ihre Arbeit die Anerkennung im Außen. Sie möchten gesehen werden, Lob erhalten oder sich durch ihre Arbeit einen Namen machen.

Was wäre, wenn Arbeit alles ist, wodurch Du Dich ausdrückst?

Alle Tätigkeiten, die Du ausführst, sind Arbeiten, mit denen Du Dich und Deine Fähigkeiten ausdrückst! Was die meisten Menschen unglücklich macht, ist, dass sie ihre Arbeit als Pflicht sehen und die restlichen Tätigkeiten davon trennen! Sie sehnen sich nach den Betätigungen, die sie in ihrer Freizeit tun!

Eine gewisse Zeit hat mir meine Arbeit kaum noch Freude gemacht. Ich möchte Dir eine Übung ans Herz legen. Sie hat mir geholfen, mich mit diesem Thema auszusöhnen:

1. Schreibe all Deine gegenwärtigen Beschäftigungen auf und sieh sie als Berufe! Mach Dir all Deine Tätigkeiten bewusst: Dazu zählen zum Beispiel als Frau: Hausfrau, Mutter, Reinigungskraft, Einkäuferin, Köchin, Waschfrau, Rentnerin, Pflegerin, Deine Hobbys, Deine Freizeitaktivitäten, das, was Du für andere tust…
Als Mann: Ehemann, Vater, Schreiner, Versorger, Hausmeister, Klempner, Erzieher, Einkäufer, Sportler, … Was tust Du als Mann sonst noch jeden Tag?

2. Bewerte auf einer Skala von 1 bis 5:
   Wie erfüllend erlebst Du diese Tätigkeit?
   Wie sehr kannst Du Deine Fähigkeiten dort einbringen?

Was wäre, wenn Du den ganzen Tag Deine Tätigkeit, mit der Du Dein Geld verdienst, und alle anderen Aktivitäten als Arbeit bezeichnest? Dazu gehören dann auch die Freizeitaktionen, bei denen Du das tust, was Dir von Herzen Freude macht!

Unter Umständen kannst Du eine andere innere Einstellung zu Deiner „Arbeit" bekommen, die Dein Überleben sichert?
Wenn Du solch eine Arbeitsstelle hast, kannst Du Dich als „Hans im Glück" bezeichnen! Denn es gibt viele Menschen, die keine Arbeitsstelle haben und gerne etwas tun würden, um für Geld zu arbeiten!

Solltest Du mit Deiner Arbeit unzufrieden sein, weil sie nicht wirklich Freude macht, dann nutze den Rest Deiner Freizeit dafür, Dich den Dingen zu widmen, die Du wirklich gern machst, als Ausdruck Deiner Selbstverwirklichung!

:) **Tagesaufgabe**

- Führe Deine Arbeit mit einer neuen inneren Einstellung durch:
- Was bietet Dir Deine Arbeitsstelle an positiven Möglichkeiten? Erstelle eine kleine Liste an positiven Merkmalen und lies sie öfter durch!
- Suche in Deiner Freizeit einen Ausgleich und tu etwas, was Dich glücklich macht! Was könnte das für heute sein?
- Im Erfolgstagebuch notieren
- Leitsatz schreiben
- Visualisieren

Alltagsübung:

Morgens im Bett die Beine an den Oberkörper ziehen und die Oberschenkel wie bei Schwimmbewegungen im Hüftgelenk kreisförmig bewegen: Achtung! Oberschenkel kreisen nach außen, vorne und wieder zueinander.

Tag 4: Was bedeutet für Dich finanzielle Sicherheit?

Zunächst einige Gedanken zum Thema Geld und Reichtum.

Meistens wird mit „Überlebenssicherung" gleichgesetzt, wie viel Geld Du zur Verfügung hast. Und das stimmt zunächst auch! Ohne Geld kannst Du Dir keine Lebensmittel, Kleidung kaufen. Du brauchst Geld für die Miete, Heizung, Strom etc.

Du denkst vielleicht, Du bist gezwungen, Geld zu verdienen!

Um sich sicher zu fühlen, wünschen sich viele Menschen, reich zu sein!

Als ich mich intensiv mit dem Begriff „Reichtum" auseinandergesetzt habe, erkannte ich, dass meine „Reichtümer" meine Talente, Fähigkeiten, mein Charakter, meine Erfahrungen und mein Wissen sind.

Das, was bleibt, selbst wenn das Geld wertlos geworden ist oder ich über kein Geld mehr verfüge, ist das, was ich bin! Und Reichtum beginnt damit, mich und all das, was mich ausmacht „wertzuschätzen"! Je mehr ich wertschätze, wer ich bin und was ich habe, umso mehr beginnt die Quelle des Geldes zu fließen.

Für mich ist Geld nur ein materieller Ausdruck von Energie! Und diese Energie kann ich in Fluss bringen, indem ich alles, was ich habe, wertschätze!

Heute besinne Dich im Alltag auf alles, wofür Du Geld ausgibst! Sieh dieses Geld als Tauschmittel! Du erhältst eine entsprechende Gegenleistung für das Geld, was Du an andere Menschen gibst. Wenn Du zum Beispiel Lebensmittel kaufst, dann mache Dir bewusst, wie viele Menschen daran mitgewirkt haben, damit Du dieses Lebensmittel essen kannst. Sag diesen unbekannten Menschen innerlich DANKE, dass sie sich die Mühe gemacht haben, Dir zu ermöglichen, dass Du es mit Genuss essen kannst!

Nimm in Deinem Alltag wahr, was Du noch wertschätzen kannst! Und wenn Du in den Spiegel schaust, finde fünf Attribute, die Du an Dir wertschätzt! Je mehr Wertschätzung Du Dir und den Dingen, die Du bereits hast, entgegenbringst, desto mehr verstärkt sich das Gefühl von Sicherheit in Dir!

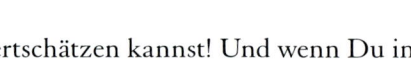

☺ Tagesaufgabe

- Alles, was Du für Geld erwirbst, wertschätzen
- Dich selbst wertschätzen: fünf Attribute finden
- Im Erfolgstagebuch notieren
- Leitsatz schreiben
- Visualisieren

Alltagsübung:

Im Stand auf einer Treppenstufe, am Geländer, Stuhl oder einer Wand festhalten und das schwebende Bein in den rechten Winkel bringen und nach außen und innen bewegen. Mit dem anderen Bein entsprechend wiederholen.

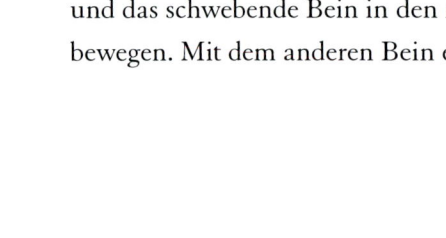

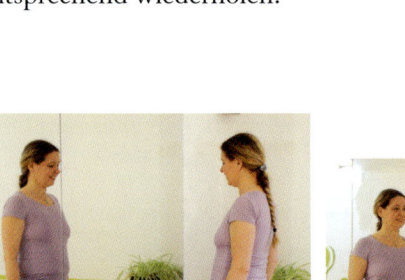
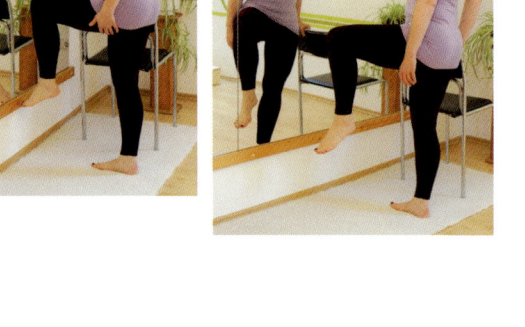

Tag 5: Halt und Sicherheit in Deinen Beziehungen

Schau in Dein Umfeld und erforsche, welche Menschen Dir das Gefühl von Halt und Sicherheit geben! Sicher ist, dass Du keinen Menschen wirklich festhalten kannst! So wie Du Dich veränderst in Deinem Inneren, verändern sich auch Deine Ausstrahlung und „Anziehungskraft". Du ziehst die Menschen an, die zu Deiner Ausstrahlung passen!
Und es passiert häufig, dass Menschen, mit denen Du bereits Zeit verbracht hast, aus Deinem Leben verschwinden.

Aus eigener Erfahrung weiß ich, dass es Menschen gibt, die mir ähnlich sind und gleiche Sicht- und Verhaltensweisen haben wie ich. Mit ihnen bin ich gern zusammen, denn sie geben mir Bestätigung und ich fühle mich mit ihnen wohl und sicher. Wenn diese Menschen mein Leben verlassen, fühle ich mich vielleicht haltlos und unsicher! Und es kann sein, dass ich alles dafür tue, damit diese Menschen mich weiterhin mögen und in meinem Leben bleiben. Vielleicht habe ich das Gefühl, dass ich mich anpassen muss und meine Bedürfnisse verleugne!
Damit versuche ich die Liebe und Anerkennung im Außen zu erhalten!

Kein Mensch kann mich wirklich lieben, wenn ich nicht zunächst die Liebe für mich selber installiere und gut für mich sorge!

Wie kannst Du also Halt und Sicherheit in Beziehungen finden?
Indem Du Deine Ausstrahlung und Anziehungskraft erhöhst! Diese verstärkt sich, je mehr Du Dir selbst Liebe, Anerkennung und Wertschätzung schenkst! Menschen suchen Deine Nähe, wenn Du eine positive und liebevolle Ausstrahlung hast!

Heute erforsche für Dich, was Du an Dir magst und wofür Du Dich loben kannst!

Du kannst damit schon morgens im Bad anfangen: Schau in den Spiegel und frage Dich: Was ist schön an mir? Finde wenigstens 5 Dinge, die schön sind.

Im Alltag lobe Dich für jede Tätigkeit, die Du tust: den Frühstückstisch zu decken, den Mülleimer rauszutragen, mit dem Auto zu fahren, Deiner Arbeit nachzugehen, Telefongespräche mit Wertschätzung zu führen… Was findest Du sonst noch?

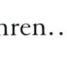 **Tagesaufgabe**

- Dich und Deine Tätigkeiten im Alltag loben und wertschätzen
- Im Erfolgstagebuch notieren
- Leitsatz schreiben
- Visualisieren

Alltagsübung:
Morgens im Bett das rechte Bein an den Oberkörper ziehen, nach vorn schieben und wieder heranziehen, das Gleiche mit dem linken Bein.
DICH DAFÜR LOBEN!!!

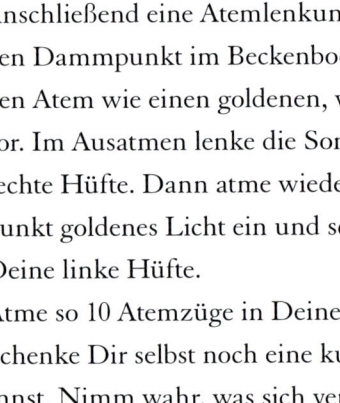

Anschließend eine Atemlenkung durchführen: Über den Dammpunkt im Beckenboden einatmen. Stell Dir den Atem wie einen goldenen, wärmenden Lichtstrahl vor. Im Ausatmen lenke die Sonnenstrahlen in Deine rechte Hüfte. Dann atme wieder über den Damm-punkt goldenes Licht ein und schicke den Ausatem in Deine linke Hüfte.

Atme so 10 Atemzüge in Deine beiden Hüftgelenke, mal rechts, mal links. Danach schenke Dir selbst noch eine kurze Phase, in der Du den Wirkungen nachspüren kannst. Nimm wahr, was sich verändert hat!

Schön wäre, wenn Du heute Zeit für Dein Hüftprogramm einplanst!

Tag 6: Was bedeutet für Dich Kreativität?

Für jeden Menschen bedeutet Kreativität etwas anderes! Ich definiere Kreativität zunächst mit Einfallsreichtum, Erfindungsgeist, Schöpfungsgabe!

Kreativität ist eine natürliche Gabe, die in jedem Menschen angelegt ist! Es ist ein tiefes Grundbedürfnis jedes Menschen, diese Talente auszudrücken. Jedoch wissen viele nicht, welche Fähigkeiten in ihnen angelegt sind! Wir haben von Kindheit an gelernt, uns zunächst auf das zu konzentrieren, was nützlich ist! Auch in der Schule wird uns eher Allgemeinwissen beigebracht, als wirklich unseren Talenten entsprechend gefördert zu werden. Natürlich gibt es in der Schule auch Fächer wie Musik, Malen, Handarbeiten oder Werken, in denen einige Menschen ihre Gaben entdecken.

Für mich ist Kreativität da, wo meine natürliche Freude ist! Das, was ich wirklich von Herzen gern tue und wo ich merke: Da ist meine Kraftquelle! Hier kann ich auftanken! Mit dieser Fähigkeit fühle ich mich sicher! Und wenn diese Tätigkeiten im Alltag ständig unterdrückt werden, wird ein Teil in mir missmutig, unzufrieden und unglücklich.

Heute nimm Dir Zeit, zu ergründen, was Du gern „ausdrücken" möchtest mit einer Tätigkeit, die Du liebst! Wenn Du bereits ein Hobby hast, dann nimm Dir heute Zeit dafür, diesem Hobby nachzugehen! Sei es Dir selber wert, Zeit dafür zu finden! Wenn Du es wirklich willst, dann wirst Du die Zeit dafür haben!

Was ist es, was Du außerordentlich gern machst?
Beispiele: malen, musizieren, singen, schreiben, gärtnern, Zeit in der Natur verbringen, sportlich betätigen, tanzen, meditieren, Musik hören, lesen, andere unterstützen mit Worten, zuhören, basteln, töpfern, stricken…
Stell Dir innerlich die Frage: Was mache ich wirklich sehr, sehr gerne!
Und: DANN TU ES!

Tagesaufgabe

- Eine Deiner natürlichen Gabe entdecken und Zeit dafür einplanen!
- Freude erleben
- Im Erfolgstagebuch notieren
- Leitsatz schreiben
- Visualisieren

Alltagsübung:

Im Sitzen das Becken in die Seitwärtsbewegung bringen:

Hebe die Sitzknochen im Wechsel. Mal hebt sich der rechte Sitzknochen, indem Du die rechte Beckenhälfte vom Stuhl hebst, dann das Ganze mit der linken Seite. Die Füße bleiben dabei gut am Boden verankert. Bitte fünf- bis zehnmal im Wechsel wiederholen.

Tag 7: Verbindung zur Quelle

Der 7. Tag der Woche ist in vielen Traditionen ein Ruhetag und jeweils der Verbindung zur höchsten Kraftquelle des Universums gewidmet! Viele Menschen finden Halt und Sicherheit in einer Religion oder in ihrem Glauben an eine höhere Kraft! Nenne diese Quelle für Dich, wie Du möchtest!

Für die einen ist es Gott, mit dem sie sich verbinden. Andere beten zu einem Meister: Buddha, Krishna, Jesus… Und wieder andere verbinden sich über die Natur mit dieser Quelle!

Mir ist diese Quelle ungemein wichtig und ich habe für mich ein morgendliches Ritual entwickelt, in dem ich mich innerlich an diese Kraftquelle anschließe und dann gestärkt in den Tag gehe!

In meinen Seminaren ist dieses Ritual schon zu einem festen Bestandteil geworden. Ich möchte es hier vorstellen:

Ich nenne es: „Gruß an den Morgen" oder „Morgengebet".

Du findest die ausführliche Beschreibung auf den nächsten Seiten!

Tagesaufgabe

- Vielleicht hast Du Lust, es heute auszuprobieren?
- Für mich ist es ein wichtiger Bestandteil jedes Morgens geworden! Probiere aus, was es mit Dir macht!
- Im Erfolgstagebuch notieren
- Leitsatz schreiben
- Visualisieren

Alltagsübung:

Heute gönne Deinem Körper die wohlverdiente Pause!

Vielleicht nur mal in Dein Becken und in die Hüftgelenke spüren?

Den Atem öfter in die Hüftgelenke lenken?

Gruß an den Morgen oder „Morgengebet"

„Ich komme bei mir an und zentriere mich."

Standposition, die Beine leicht gespreizt, die Füße fest auf dem Boden, die Handflächen vor der Brust zusammengelegt.

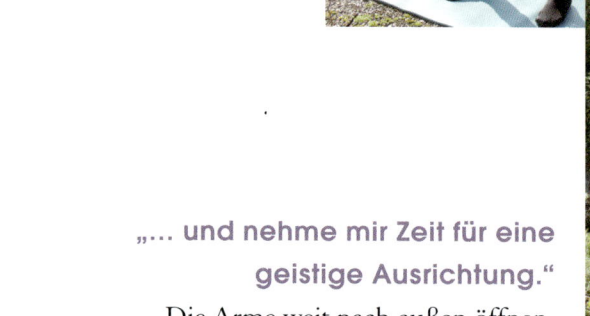

„Ich öffne mich für diesen neuen Tag…"

Die Arme nach vorne öffnen, die Handflächen zeigen nach oben.

„… und nehme mir Zeit für eine geistige Ausrichtung."

Die Arme weit nach außen öffnen.

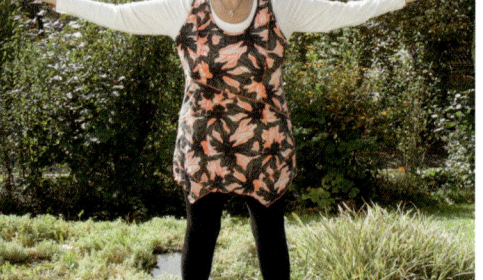

„Alle Sorgen, Nöte und Probleme des Alltags übergebe ich dem Licht."

Die Arme nach unten nehmen, kreuzen und gekreuzt nach oben führen, dann über dem Kopf weit nach außen öffnen.

„Ich neige mich vor dem, was größer ist als ich."

In die Vorbeuge kommen, die Hände auf den unteren Rücken legen, die Handflächen sind nach oben geöffnet.

„Ich schöpfe die Energien der Erde."

Die Hände auf den Boden legen, die Handflächen schöpfend nach oben führen, bis zum Herzen.

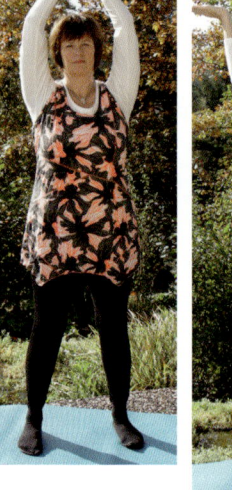

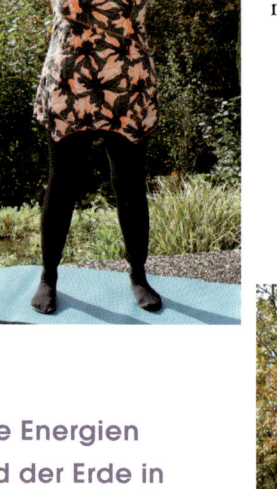

„Ich verbinde sie mit den Energien des Himmels."
Vom Herzen aus die schöpfenden Hände über den Kopf führen, dann nach außen führen.

„Und sammle die Energien des Himmels und der Erde in meinem Herzen."
Die Handflächen über dem Kopf zusammenlegen und nach unten zum Herzen führen. Hier liegen die Hände wieder zusammen.

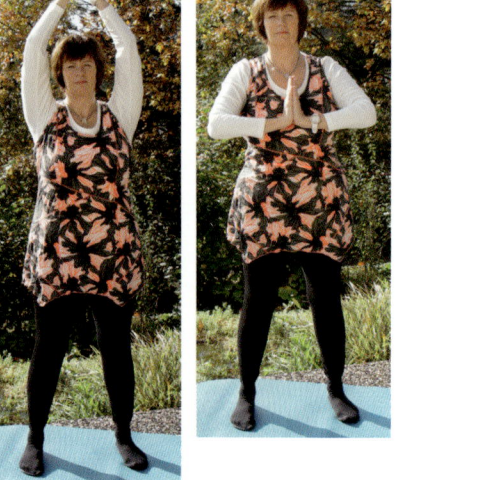

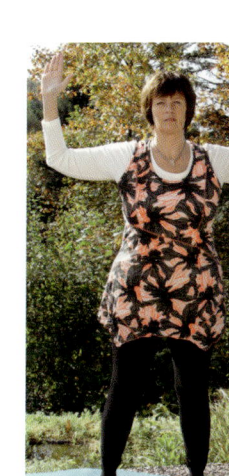

„Aus dem Herzen voller Licht und Liebe sende ich Segen auf den Planeten, in das Universum und überall hin, wo dieser Segen gebraucht wird."

Die Arme in U-Form führen, die Hände sind nach vorne, wie zu einer Segenshaltung gerichtet.

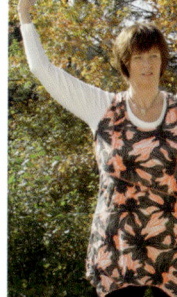

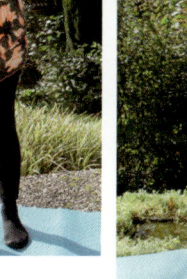

„Und ich öffne mich für den Zustrom kosmischer Liebe, Freude, Fülle, Weisheit, Gesundheit.... und allem, was ich brauche."

(alles, was Dir einfällt und Du Dir wünscht).

Die Arme wieder nach oben führen und weit ausbreiten, die Handflächen zeigen nach oben, so als ob sie alles empfangen wollten.

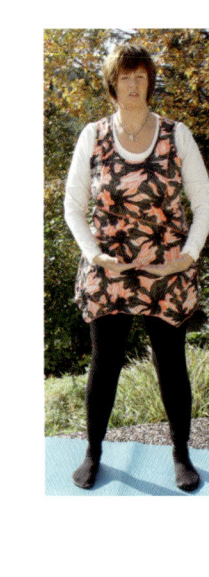
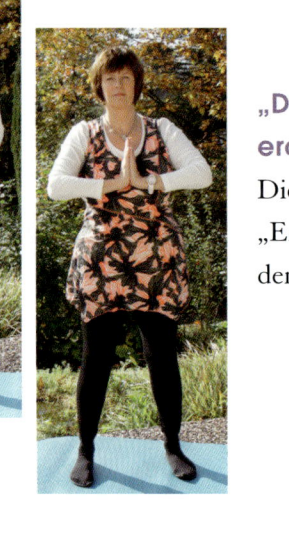

„Diese allumfassende Kraft zieht alles erdenklich Gute zu mir."

Die Arme und Hände formen einen Kreis oder „Erdball". Dann liegen die Hände wieder vor dem Herzen zusammen.

„Und dafür bin ich unendlich dankbar."

Die Arme und Hände gehen nach unten, die Handflächen öffnen sich nach vorne. Anschließend die Hände wieder vor dem Herzen zusammenlegen. NAMASTÉ!

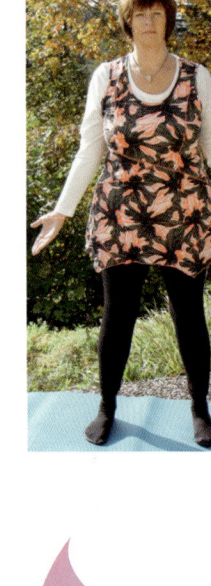
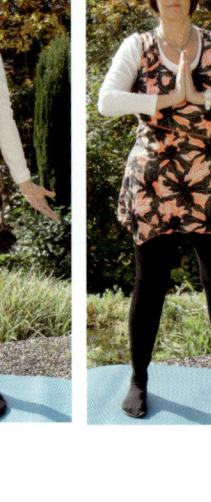

NAMASTÉ!

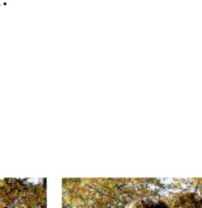

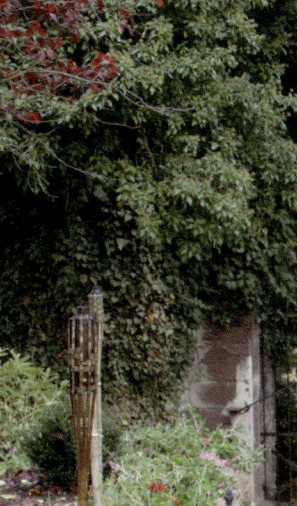
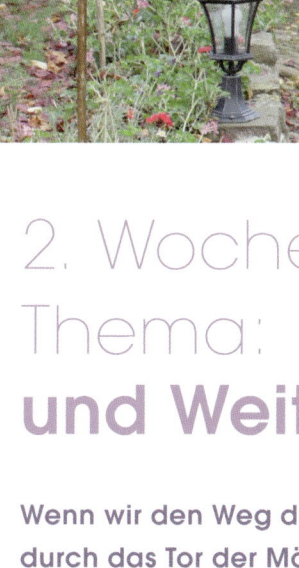
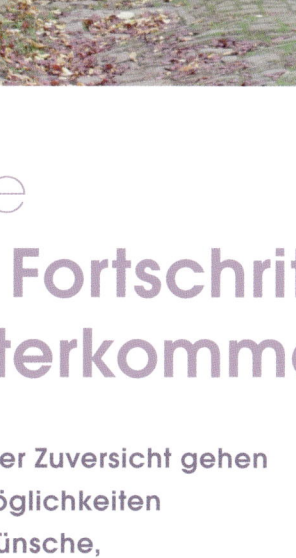

2. Woche
Thema: **Fortschritt**
und Weiterkommen

**Wenn wir den Weg der Zuversicht gehen
durch das Tor der Möglichkeiten
in den Garten der Wünsche,
dann finden wir die Blumen des Glücks.**

Jochen Mariss

Tag 8: Wie gehst Du heute durch den Tag?

Wie hast Du Dich heute Morgen nach dem Aufstehen auf diesen Tag vorbereitet? Welche Gedanken, Gefühle und Erwartungen hast Du für diesen Tag?

Die Einstellung, die wir zu den Dingen, Menschen und Orten haben, bestimmt, was wir erleben! Das, was wir glauben und erwarten, werden wir erhalten und erleben! Das Prinzip ist ganz einfach: Wenn wir dem Leben positiv, gelassen, liebevoll und mit einem Lächeln begegnen, werden wir Freude und Liebe ernten und Dinge finden, an denen wir uns erfreuen können.

Meine Einstellung bestimmt, wie der heutige Tag wird. Meine positive und liebevolle Haltung macht ihn zu einem schönen Tag.

Vielleicht hilft es, wenn Du Dir morgens im Bett 2 Minuten Zeit gönnst, um innerlich den Tag durchzugehen, und Dir bildlich vorstellst, wie Du freudig und gelassen den Tag erlebst, Deine Arbeit bewusst Schritt für Schritt erledigst, die Menschen anlächelst und sie freundlich behandelst. Du kannst visualisieren, wie auch Du liebevoll und fröhlich behandelt wirst. Alles fließt und der Tag läuft „wie geschmiert!"

Diese 2 Minuten, die Du Dir für die innerliche Vorbereitung auf den Tag nimmst, können einen wesentlichen Unterschied bewirken, wie Du den Tag erlebst! Probiere es aus!

☺ Tagesaufgabe

- Bevor Du heute aufstehst, visualisiere den Tag, wie Du ihn erleben möchtest.
- Beobachte, wie Du heute freudig und gelassen durch den Tag gehst!
- Nimm öfter wahr, wie Du Deine Schritte setzt, wenn Du zum Beispiel eine Treppe benutzt.
- Erforsche Dein Gefühl beim Laufen und schenke Dir immer mal wieder einige Sekunden Zeit, um Deine Schritte zu beobachten!
- Läufst Du gerne? Fallen Dir die Schritte leicht?
- Wie fühlst Du Dich, wenn Du Deine Schritte bewusst setzt?
- Im Erfolgstagebuch notieren
- Leitsatz schreiben
- Visualisieren

Alltagsübung:

Becken kippen:

Du sitzt auf dem vorderen Drittel des Stuhls auf den Sitzknochen. Die Wirbelsäule ist gerade aufgerichtet.

Bewege jetzt das Becken, indem Du das Becken nach hinten kippst, so dass Du hinter den Sitzknochen sitzt, dann wieder in die Mitte, von hier aus kippst Du das Becken nach vorne, so dass Du vor den Sitzknochen Richtung Schambein sitzt. Bitte einige Male wiederholen!

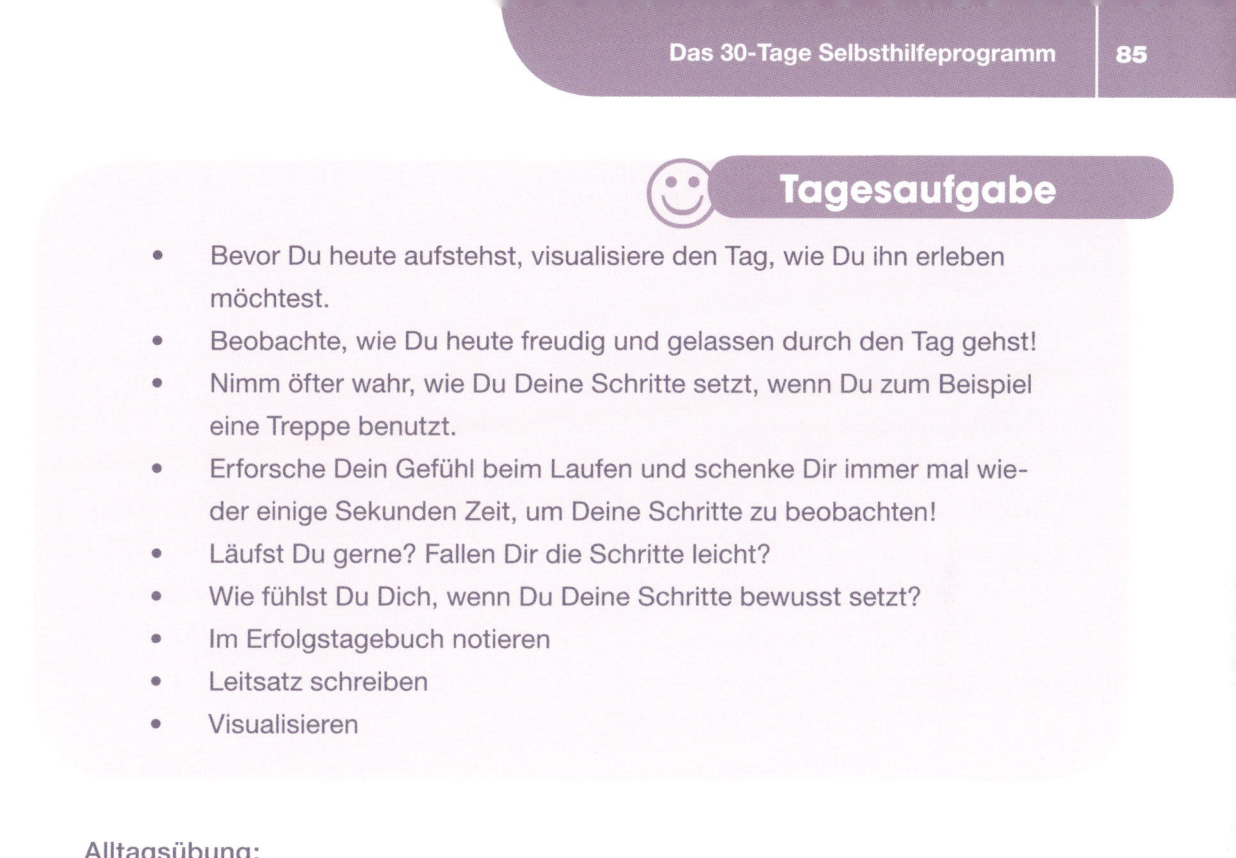

Tag 9: Fortschritt nicht nur im Denken

Dein Verstand ist ständig hungrig nach neuen Eindrücken! Auf der anderen Seite wirst Du sicherlich jeden Tag reichliche Informationen aufnehmen und verarbeiten! Wir leben in einer Informationsgesellschaft, in der wir den ganzen Tag überladen werden mit Informationen: Radio, Fernsehen, Internet, eine Flut von E-Mails, Musik im Kaufhaus, Lärm überall um uns herum!
Oft sind wir sehr „kopflastig" und es kann schon mal sehr „wirr" im Kopf sein!

Mein Verstand muss sortieren, mein Körper die entsprechenden Handlungen ausführen! Wenn der Kopf allein führt, kann es sein, dass mein Körper sich dem widersetzt, weil wir vergessen, dass es noch andere Instanzen in uns gibt, die ein „Mitspracherecht" haben wollen!

Aus meiner Erfahrung heraus ist mein Verstand blitzschnell und hat oft eine Idee, die ich sofort umsetzen möchte. Doch mein Bauch und mein Herz haben vielleicht Einwände und das „bremst" mich dann aus! Der Körper folgt nicht immer nur dem Kopf!

Ich habe es mir zur Gewohnheit gemacht, bei Entscheidungen alle drei Instanzen mit in die Beratung einzubeziehen:
Was sagt mein Kopf zu diesen Eindrücken?
Was sagt mein Bauch?
Was sagt mein Herz?

Wenn alle drei Instanzen sich einig sind, dann folge ich dem Impuls!
Mein Weg fühlt sich dann stimmig an und mein Körper folgt bereitwillig!

Beschäftige Dich heute mal bewusst mit Deinen beiden anderen Instanzen:
Herz und Bauch!

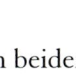 **Tagesaufgabe**

- Konzentriere Dich heute im Alltag oft auf Dein Bauch- und Herzge-
  fühl! Wie fühlen sich Dein Bauch und Dein Herz bei bestimmten Eindrücken? Welche Entscheidungen kannst Du mit allen drei Instanzen
  beraten? Wie gehst Du durch den Tag, wenn Kopf, Bauch und Herz
  gemeinsam in Deiner Aufmerksamkeit sind?
- Im Erfolgstagebuch notieren
- Leitsatz schreiben
- Visualisieren

Alltagsübung:

Halte Dich an einer Wand, einem Stuhl, einem Geländer fest. Beuge ein Bein im
rechten Winkel aus der Hüfte an und strecke das Bein dann wieder. Bitte mehrmals
wiederholen!

Denke öfter am Tag an Deinen Atem und
beschenke Deine Hüftgelenke mit der Energie des Atems. Stell Dir dabei den Atem als
Sonnenstrahl vor, der die Gelenke wärmt, die
Muskeln löst und die Bewegungen geschmei-
dig sein lässt!

Nimm Dir eventuell Zeit für Dein Hüftprogramm zu Hause, oder entspanne Deinen
Verstand mit der geleiteten Meditation.

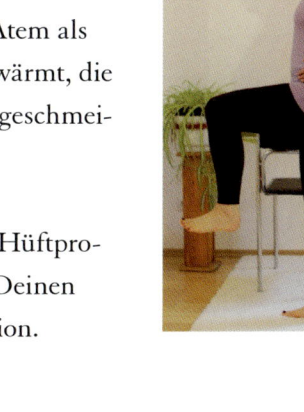
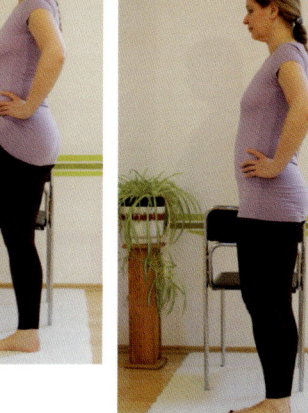

Tag 10: Was bringt Dich in Deiner Arbeit weiter?

Das, was Du tust, ist auch das Spielfeld, auf dem Du Deine Fähigkeiten vor Augen geführt bekommst! Es hilft Dir, Deine Talente weiterzuentwickeln.

Durch die Bewusstwerdung Deiner Fähigkeiten erschließt sich Dir vielleicht Dein Lebenssinn und Du findest Erfüllung in einer Tätigkeit, die Du besonders gut kannst!

Dadurch bedienst Du auch Deine Bedürfnisse nach Antrieb und Anreiz, Selbstbestimmung, Wachstum, Entwicklung, Selbstverwirklichung und Sinn! Dies wirkt sich in der Regel sehr positiv auf Dein Körpergefühl aus! „Deine Hüfte löst die Bremse" und Du gehst Deinen Weg leichter und mit mehr Freude!

Tagesaufgabe

- Nimm Dir heute ca. eine halbe Stunde Zeit und mache zwei Listen. Frage Dich: Was sind meine Talente und Fähigkeiten? (Mindestens 10)
- Was habe ich schon alles erreicht, worauf ich stolz bin?
- Aus diesen beiden Listen wähle zwei Bereiche aus und triff eine Entscheidung, was Dein Herz berührt und was Du gern weiterentwickeln möchtest. Was kannst Du daraus machen? Was gibt es für Möglichkeiten? Was brauchst Du dafür? Was musst Du eventuell noch lernen?
- Im Erfolgstagebuch notieren
- Leitsatz schreiben
- Visualisieren

Alltagsübung:

Pedalbewegung des Beckens

Du hebst die rechte Beckenhälfte mit dem rechten Sitzknochen leicht vom Stuhl weg, bewegst sie dann etwas nach hinten, dann nach unten und schiebst sie wieder nach vorne in die Ausgangsposition. Das ist so, als ob Du nun mit der Beckenhälfte einen Halbkreis formst. Die Ferse bleibt dabei gut am Boden.

Das Gleiche machst Du mit der linken Beckenhälfte.

Wenn Du das circa zehnmal je Seite geübt hast, lasse die beiden Beckenhälften im Wechsel kreisen: mal die rechte Beckenhälfte nach oben, hinten, unten und wieder nach vorne, dann die linke Beckenhälfte nach oben, hinten, unten und wieder nach vorne. Übe das ebenfalls zehnmal im Wechsel.

Tag 11: Welche Überzeugungen hast Du zum Geld?

In der letzten Woche haben wir uns damit beschäftigt, dass Deine Wertschätzung von dem, was Du hast und wer bzw. wie Du bist, mehr Fülle in Dein Leben zieht! Deine finanzielle Situation ist der Spiegel Deiner Überzeugungen, was Du über Geld glaubst!

Die ständige Sorge um das Geld bewirkt nach meiner eigenen Erfahrung oft Hüft-gelenksbeschwerden!

Deine Überzeugungen sind im Unterbewusstsein gespeichert und dieses wirkt wie ein Filter, der nur das in den bewussten Verstand einlässt, was diesen Überzeugun-gen entspricht! Wenn Du in der Realität erlebst, dass es schwer ist, Dein Geld zu verdienen, oder dass nie genug da ist, dann spiegelt das Deine innere Einstellung wider…

Schau Dich in der Natur um!

Besonders im Frühling wird es sehr deutlich, wenn die Zweige und Blätter sprießen, die Blüten knospen! Da ist eine unendliche Fülle an Energie, die alles wachsen und blühen lässt. Niemals würde die Natur darauf kommen, dass sie diese Energie zu-rückhalten muss! Schon in der Bibel steht, dass selbst für jeden Vogel gesorgt ist!!!

Wenn Du eine neue Realität erleben willst, dann wähle eine neue Überzeugung! Das hört sich sehr einfach an. So einfach, dass Du es vielleicht nicht glauben kannst!

Beschäftige Dich heute mal mit der Frage:

Was denke ich über Geld? Wie sind meine Überzeugungen in Bezug zu Geld? Wie sind meine Eltern mit Geld umgegangen? Was habe ich von ihnen gelernt und vielleicht übernommen? Stimmt das wirklich?

Hier einige Beispiele, die bewirken, dass der Geldfluss stagniert und Du finanziell nicht weiterkommst:

Für Geld muss ich hart arbeiten.	Ich muss mich anstrengen.
Ich muss alles allein schaffen.	Ich bin nicht gut genug.
Ich bin nichts wert.	Ohne Fleiß kein Preis.
Geben ist seliger denn Nehmen.	

Wie müsste eine neue Überzeugung lauten, um den Geldfluss wieder zu aktivieren?

☺ Tagesaufgabe

- Mache Dir Deine Glaubenssätze in Bezug auf Geld bewusst. Bitte verurteile Dich nicht dafür! Du kannst jeden Tag neu anfangen! Heute ist vielleicht dieser Tag?

- Finde einen geeigneten Glaubenssatz, der das ausdrückt, was Du in Zukunft erleben willst (Beispiel: Das Universum lässt mir alles im Übermaß zufließen).

- Sprich den neuen Glaubenssatz innerlich ganz oft am Tag und achte darauf, wenn ein alter Glaubenssatz auftaucht. Ersetze ihn sofort mit dem neuen.

- Jetzt das Wichtigste: Wenn Du Geld erhältst oder andere Dinge, die wichtig für Dich sind: Sei dankbar! Schreib in Dein Erfolgstagebuch alles auf, wofür Du heute dankbar bist! Beobachte, wie sich nach und nach eine neue Realität einstellt.

- Jeder Zweifel, den Du an dieser Gesetzmäßigkeit hast, bremst die Erfahrung einer neuen Realität! Achte gut darauf, wenn Du beginnst, Dir Sorgen zu machen, dass Du nicht genug haben könntest! Ersetze den Zweifel mit dem neuen Glaubenssatz und rufe Dir immer wieder in Erinnerung, wofür Du dankbar bist!

Alltagsübung:

Becken kippen

Du sitzt auf dem vorderen Drittel des Stuhls auf den Sitzknochen. Die Wirbelsäule ist gerade aufgerichtet. Bewege jetzt das Becken, indem Du es nach hinten kippst, so dass Du hinter den Sitzknochen sitzt, dann wieder in die Mitte, von hier aus kippst Du es nach vorne, so dass Du vor den Sitzknochen Richtung Schambein sitzt. Bitte einige Male wiederholen!

Tag 12: Freunde und Trainer

In einem Seminar habe ich vor längerer Zeit einen Satz gehört:

Es gibt nur Freunde und Trainer.

Ein geistiges Gesetz besagt: **Das, was Du im Außen erlebst, ist Spiegel Deines Inneren.** Und auf diesem Grundsatz beruht wohl auch die obige Aussage.

Wenn ich mir mein Umfeld ansehe, dann hat dieser Satz für mich Gültigkeit!
Wenn ich mir die Frage stelle: Welche Menschen ermöglichen mir, dass ich weiterkomme und wachse? Dann wird mir deutlich, dass es nicht unbedingt die Menschen sind, mit denen ich mich sicher fühle!
Natürlich gibt es auch Lehrer, mit denen ich mich wohlfühle und mit denen Fortschritt in Freude und Gelassenheit möglich ist! Doch am meisten habe ich von den Lehrern gelernt, die mich gefordert haben und mich aus meiner Sicherheits- und Komfortzone herausgesprengt haben! Das waren Menschen, die mich mehr aufgeregt haben, die mir ungute Gefühle beschert haben. Und oft hätte ich diese Menschen lieber gemieden! Wenn ich mich frage, was mich an diesen Menschen so aufregt, erkenne ich überwiegend, dass sie „Trainer" für mich sind! Sie zeigen mir mit ihrem Sosein „Schatten" auf, die tief in mir vergraben sind und mit denen ich mich keinesfalls identifizieren möchte! Sie fordern mich heraus, mich mit etwas auseinanderzusetzen, was ich lieber verdränge.

Beispiele:

Wer will schon zugeben, dass ein „vorlauter Mensch" mir zeigen möchte, dass ich mich ständig zurücknehme und Angst habe, meine Meinung laut kundzutun?

Vielleicht ist mein Chef, der mich ständig mit Arbeit zudeckt und mir Überstunden abverlangt, nur ein Trainer, damit ich lerne, mich abzugrenzen, mich durchzusetzen und besser für mich zu sorgen und auch einmal NEIN zu sagen?

Eine Person, die mich mehrmals in der Woche anruft und mir vorjammert, wie schlecht es ihr geht, kann mir mein „Helfersyndrom" spiegeln oder dass ich selber oft unzufrieden bin und selber meinen Hintern nicht bewege, um den Zustand zu verbessern.

☺ Tagesaufgabe

- Nimm diesen Satz: „Es gibt nur Freunde und Trainer", und beobachte die Menschen, denen Du heute begegnest. Stell Dir immer wieder die Frage: Welche Gefühle lösen sie in mir aus? Was kann ich von ihnen lernen? Betrachte auch Deinen Partner von diesem Standpunkt, wenn Du Dich über ihn/sie aufregst! Könnte es sein, dass Dich das in Deinem Wachstum weiterbringt?

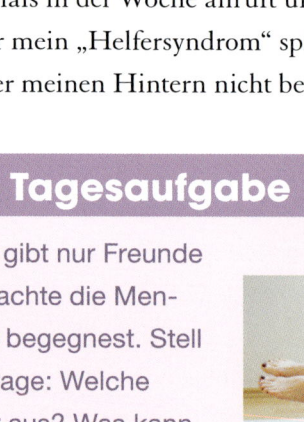
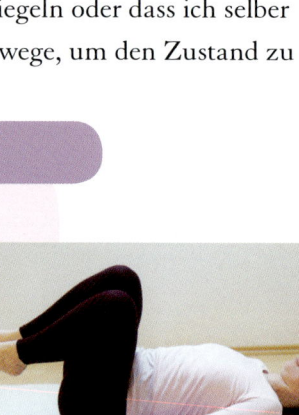

- Deine Erlebnisse im Erfolgstagebuch notieren
- Leitsatz schreiben
- Visualisieren

Alltagsübung:

Morgens im Bett das Becken mehrmals kreisen lassen.

Tag 13: Kreative Problembehandlung

Deine Kreativität ist auch Deine Fantasie, Dein Ideen-Reichtum. Diesen Schatz kannst Du aktivieren, wenn Du Dir innerlich Fragen stellst und Dir im Alltag erlaubst, diese Fragen in Deinem Inneren wirken zu lassen.

Wie gehst Du zum Beispiel mit „Problemen" um?

Wenn ich das Wort „Problem" analysiere, dann ist der erste Teil des Wortes ein „Pro". Das bedeutet „für" etwas! Wozu könnte ein Problem wirklich dienen? Na klar! Deinen Einfallsreichtum zu aktivieren!

In jedem Problem liegt zugleich auch die Lösung, wenn ich aus dem Problem nicht ein „Drama" mache, welches mir die Möglichkeit gibt, bei anderen Menschen zu jammern!

Was geschieht, wenn ich mit der Einstellung an das Problem herangehe: Was kann ich tun, um dieses Problem zu lösen? Wozu dient mir das Problem?
In diesem Moment neutralisiert es sich und mein inneres System beginnt schon eine Lösung für die Fragen zu suchen!
Eine Frage wirkt wie „Google" im Internet: Es sucht nach geeigneten Antworten!

Wichtig ist nur, dass ich offen bleibe für neue kreative Lösungen und nicht darauf beharre, alles so zu machen, wie ich es schon immer gemacht habe! Oder wie andere meinen, dass ich es machen sollte.
Sobald Du beginnst, die Fragen an andere zu stellen: „Wie würdest Du das machen?", gibst Du Verantwortung ab! Wenn Du auf die Ratschläge anderer vertraust und ihnen nachgehst, kann es sein, dass Du auf einen falschen Weg gerätst, der nicht Dir entspricht!

Ein Problem ist dafür da, dass Du selber die Lösung in Dir findest, zusammen mit Deinem kreativen Potential, das in Deiner Intuition begründet liegt! Fortschritt und Weiterkommen hängen auch davon ab, inwieweit Du Deiner „inneren Weisheit" vertraust! Kannst Du vielleicht heute Deine „Probleme" aus einer neuen Perspektive betrachten, weil sie Dir dienen, dass Du „weiterkommst"?

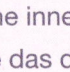 ## Tagesaufgabe

- Beobachte heute, wie Du mit den täglichen „Herausforderungen" umgehst, und stelle Dir innerlich oft die Frage: Was kann ich tun, um dieses Problem zu lösen? Was ist die Lösung?
- Lausche innerlich auf Antworten und beobachte, was Dir „zufällt"! Könnte das die Antwort sein?
- Im Erfolgstagebuch Deine Ideen notieren
- Leitsatz schreiben
- Visualisieren

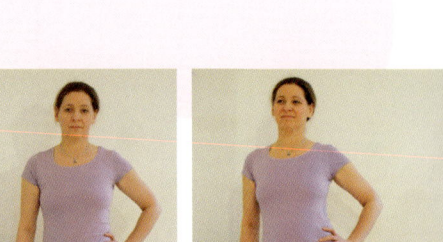
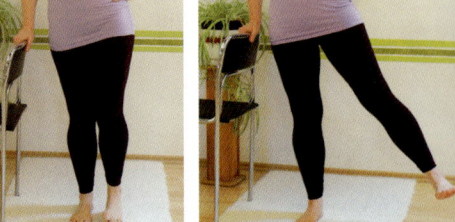
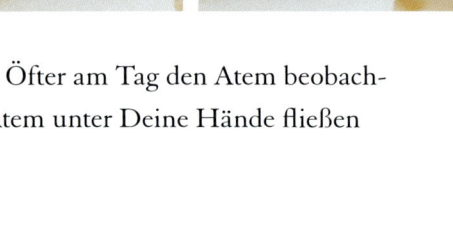

Alltagsübung:
Im Stand auf einer Treppenstufe, am Geländer, Stuhl oder Wand festhalten und das schwebende Bein mehrmals seitlich nach außen und innen führen!
Mit dem anderen Bein entsprechend wiederholen.

Deine Hüfte freut sich sehr, wenn Du Dir Zeit nimmst für das Hüftprogramm für zu Hause! Öfter am Tag den Atem beobachten. Die Hände auf Deine Hüften legen und den Atem unter Deine Hände fließen lassen!

Tag 14: Wie gehst Du mit „Nichtwissen" um?

Ist Dir schon einmal bewusst geworden, dass es in Deinem Kopf eine sehr laute Stimme gibt, die beständig alles bewertet, beurteilt und kommentiert? Wenn Du Dich hinsetzt und still werden möchtest, kann es sein, dass Du draußen den Verkehr, die Musik der Nachbarn oder laute Stimmen hörst. Doch das ist es nicht wirklich, was die Stille in Dir behindert. Vielleicht kennst Du es selber?

Wenn Du meditieren möchtest, beginnen Deine Gedanken sich selbständig zu machen!

Dir fallen alle möglichen Szenen ein, Du kommentierst sie, beginnst zu beurteilen, zu bewerten. Deine innere Stimme lenkt Dich mit allem Möglichen ab! Und dann gibt es ja noch Deinen Körper, der jetzt auch Deine Aufmerksamkeit möchte! Vielleicht ziept und zwickt es an allen möglichen Körperstellen? Auch das beginnst Du zu bewerten und zu verurteilen... In alltäglichen Situationen beobachtest Du, analysierst, kontrollierst, urteilst …

Ist es nicht so, dass Deine innere Instanz immer Recht haben möchte?

Immer wenn Dein innerer „Kritiker" sich wieder verrennt in Urteile und Bewertungen und Du versuchst, Situationen zu kontrollieren, dann experimentiere mal mit folgendem Satz, den einer meiner Lehrer mir empfohlen hat:

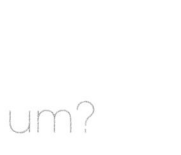

ICH WEISS NICHT, WAS DAS BEDEUTET!

UND … ICH MUSS ES JETZT AUCH NICHT WISSEN!

Die Urteile, Bewertungen und Kontrolle loszulassen und das NICHTWISSEN einzuladen, bringen Anreiz und Neugier in Dein Leben! Und das weitet Deinen Gedankenapparat für eine neue Perspektive!

Vielleicht hast Du Lust, das diese Woche mal auszuprobieren?

Tagesaufgabe

- Beobachte Dich, wenn Du Situationen bewertest und beurteilst. Übe in ungewohnten Situationen, die Dir Angst machen oder Dich unsicher fühlen lassen, den Satz: Ich weiß nicht, was es bedeutet! Und ich muss es jetzt auch nicht wissen!
- Deine Erlebnisse im Erfolgstagebuch notieren
- Leitsatz schreiben
- Visualisieren

Alltagsübung:

Heute plane Zeit ein für Deine Ruhe, Stille und Entspannung!

Nutze die Möglichkeit, den Atem in die Hüften zu lenken!

3. Woche

Thema: **Beweglichkeit/ Leichtigkeit**

Das Allerschönste sind diese federleichten Augenblicke,
die unser Herz beflügeln und unsere Seele schweben lassen,
die uns himmelwärts tragen auf Schwingen aus Lust und Laune,
auf Wolken aus Leichtigkeit, schwerelos wie ein Engel.

Jochen Mariss

Tag 15: Flexibilität bei Richtungsänderungen

Sicherlich kennst Du das auch! Wenn Du zur Arbeit fährst oder zum Einkaufen, einen Spaziergang machst, einen Freund oder Freundin besuchst: Du fährst oder gehst meistens den gleichen Weg dorthin!

Wie wäre es heute mal mit einem Experiment?

Überlege Dir, wie Du Dein Ziel auf einem anderen Weg erreichst.

Nimm ruhig mal einen kleinen Umweg in Kauf und erlaube Dir, eine andere Strecke zu fahren oder zu gehen!

Was siehst Du unterwegs?

Was fällt Dir auf?

Wie fühlst Du Dich damit, wenn Du etwas Neues ausprobierst?

Was kannst Du heute noch tun, um neue Erfahrungen zu machen?

Tagesaufgabe

- Neue Wege fahren oder gehen
- Etwas tun, was Du sonst nicht tust
- Im Erfolgstagebuch notieren
- Leitsatz schreiben
- Visualisieren

Alltagsübung

Morgens oder abends (oder beides?!) im Bett zuerst das Becken mehrmals kreisen lassen, dann die Beine an den Oberkörper ziehen und die Oberschenkel wie bei Schwimmbewegungen im Hüftgelenk kreisförmig bewegen: Achtung! Oberschenkel kreisen nach außen, vorne und wieder zueinander.

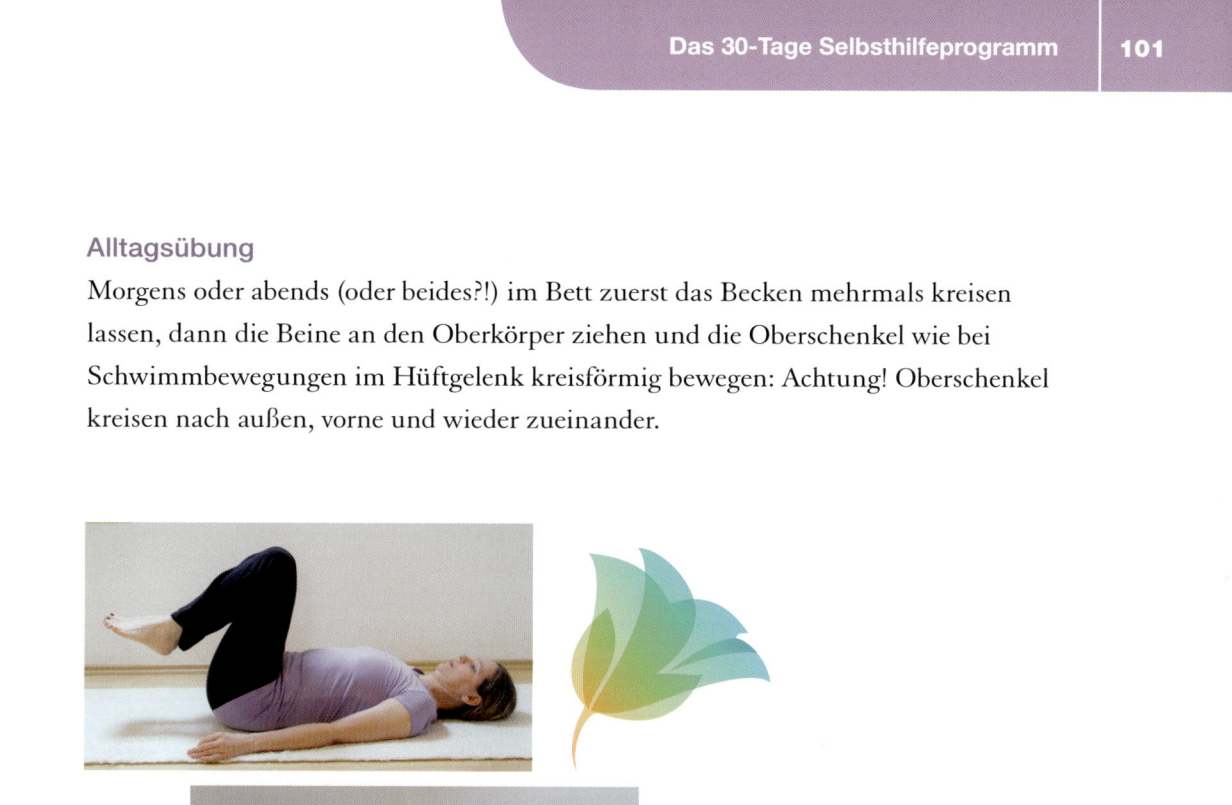

Tag 16: Welche Qualität hat Dein Denken?

Nimm Dir eine Minute Zeit und beobachte Dein Denken: Gibt es bestimmte Themen oder Probleme, an denen Dein Verstand oft hängenbleibt? Und welche Qualität hat Dein Denken? Ist es oft sorgenvoll, verwirrt, wütend, dumpf, schwer? Oder ist Dein Denken optimistisch, klar, zielgerichtet, leicht?

Erinnere Dich daran: Deine Gedanken erschaffen Deine Gefühle und Deine inneren Bilder, erschaffen Deine Handlungen und Deinen Körper!
Welche Gedanken, Gefühle und Erwartungen hast Du für diesen Tag?

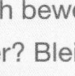 **Tagesaufgabe**

- Immer wenn Du bemerkst, dass Deine Gedanken schwer, sorgenvoll oder verwirrt sind, mach ein kleines Experiment: Konzentriere Dich auf Deine Nase! Hier kannst Du den Atemstrom wahrnehmen. Beobachte für einen kleinen Moment die Kühle des Einatmens, die Wärme des Ausatmens! Dann nimm wahr, wo der Einatem Dich bewegt! Wo fühlst Du die Bewegung des Einatmens in Deinem Körper? Bleib für eine Minute in der Wahrnehmung des Atems in Deinem Körper!
- Wenn Du ganz konzentriert den Atem beobachtest, verändert sich Deine Gedankentätigkeit! Möglicherweise fühlst Du Dich frischer, leichter, sortierter?
- Wenn Du magst, kannst Du den Atem auch bewusst in Deine Hüfte lenken!
- Stell Dir vor, dass Du über den Einatem goldenes, warmes Licht aufnimmst. Im Ausatem schick dieses goldene Licht in Deine Hüfte! Mal in die rechte Hüfte, dann in die linke Hüfte! So bringst Du Bewegung und Leichtigkeit in Dein Denken!
- im Erfolgstagebuch notieren
- Leitsatz schreiben
- Visualisieren

Alltagsübung:
Im Sitzen auf dem Stuhl öfter mal das Becken kreisen lassen.

Tag 17: Leichtigkeit für Deine Motivation

Wenn Du die Tatsache akzeptierst, dass Arbeit alles ist, was Du täglich tust, und sich dadurch Deine innere Einstellung zu Deiner Arbeit eventuell positiv verändert hat, kannst Du heute erforschen, wie Du mehr Spiel und Leichtigkeit in Deine „Arbeit" bringen kannst!

Zunächst überprüfe Deine Motivation:
Wenn Du etwas tust, hast Du in der Regel einen Antrieb, dies zu tun. Das, was Du tust, muss für Dich „Sinn" machen! Das kann eine „Ich muss"-Motivation sein, weil Du unter Leidensdruck stehst oder etwas als sehr schmerzvoll erlebst. Ein Beispiel kann Deine Hüfte sein, die Dich motiviert dieses „Umsetzungsprogramm" zu absolvieren, weil sie weh tut!

Möglicherweise hat sich in den vergangenen Tagen bereits in Deinem Tagesablauf, in Deinem Erleben oder sogar in Deiner Hüfte etwas verändert? Unter Umständen kommst Du jetzt in die „Ich will"-Motivation! Du setzt Dir ein Ziel und kannst selbst entscheiden, was Du erreichen willst und welchen Aufwand Du dafür in Kauf nehmen möchtest.

Die größte Motivation, die sich auf Dein ganzes System leicht und fröhlich auswirkt, ist die „Ich darf"-Motivation. Du tust das, was Dir Spaß und Freude macht! Du machst es aus einem inneren „Antrieb" heraus, erlebst innere Entwicklung, fühlst Dich machtvoll, verwirklichst Dich und drückst Dich selbstbestimmt und authentisch aus. Dies dankt Dir Dein Körper mit mehr Freude und Leichtigkeit!

Probiere mal den Unterschied in der Formulierung aus:
Ich muss arbeiten! Ich entscheide mich dafür zu arbeiten!
Ich darf arbeiten!

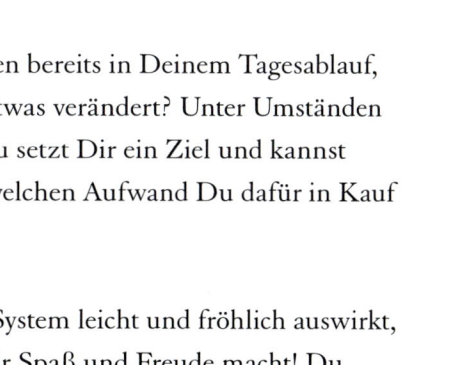

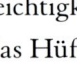

Tagesaufgabe

- Wie kannst Du Deine innere Einstellung verändern, dass Du ein Glückskind bist, weil Du arbeiten darfst?
- Notiere Deine Ideen in Deinem Erfolgstagebuch!
- Leitsatz schreiben
- Visualisieren

Alltagsübung:

Welche körperliche Übung bringt Dich in die Leichtigkeit?

Vielleicht hast Du Lust, Deiner Hüfte Zeit für das Hüftprogramm zu schenken?

Wie kannst Du heute Deinen Atem nutzen, um den Hüften mehr Leichtigkeit zu schenken?

Tag 18: Deine Schatzkiste

Rufe Dir ins Gedächtnis, dass Geld Energie ist, die von sich aus leer ist!

Ein geistiges Gesetz besagt: Da, wo meine Aufmerksamkeit ist, fließt die Energie.

Wenn meine Aufmerksamkeit bei „Mangel" an Geld ist, dann sind meine Gedanken und Gefühle aufgeladen mit „Mangel-Energie". Ich werde permanent den Mangel weiter erleben. Das Paradoxe ist, dass unangenehme Situationen mit vielen Gedanken und Gefühlen aufgeladen sind. Dadurch erhalten sie unbewusst viel Energie, um sich zu materialisieren.

Verändere den Fokus, indem Du zuerst eine Beziehung zum Geld aufbaust und es mit einer neuen Sichtweise und neuer Energie füllst:

Fülle beginnt in Dir!

Mach Dir bewusst, welche „Schatzkiste" Du in Dir trägst!
Was hast Du bereits alles gelernt und erreicht bis jetzt?
Was hast Du bis jetzt selber alles „erschaffen"?

Mache Dir bewusst, wie viele Fähigkeiten und Talente Du hast, mit denen Du überleben könntest, wenn es kein Geld mehr gäbe!
Du hast Hände, die arbeiten können!
Du kannst lesen, schreiben, rechnen, reden, zuhören!
Du hast einen Verstand, der denken und Lösungen finden kann.
Was kannst Du sonst noch gut?
Ist das nicht Grund genug, um Dich innerlich reich zu fühlen?

Je öfter Du dieses „Reichtums-Bewusstsein" nährst, umso mehr erschaffen diese positiven Gedanken und Gefühle die Fülle im Außen!

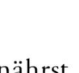

Tagesaufgabe

- Mache Dir bewusst, dass Du „Reichtum" in Dir trägst!
- Mach Dir Deine inneren Schätze bewusst! Welche Tätigkeiten machst Du aus diesem inneren Reichtum wirklich gerne? Wofür schlägt Dein Herz?
- Stell Dir ein Szenario vor, wie wunderbar Dein Leben in der Zukunft sein wird. Wie Du Deine inneren Schätze und Gaben aktivierst und sie in die Welt bringst, voller Freude! Wie sich Deine Schatzkiste mit viel Geld füllt und was Du mit dem Geld dann erlebst.
- Notiere diese Vision in Dein Erfolgstagebuch!
- Leitsatz schreiben
- Visualisiere Deine innere Schatzkiste.

Alltagsübung: Aus dem Sitz:
Hebe die rechte Beckenhälfte und schiebe den Sitzknochen nach vorne und ziehe ihn nach hinten, übe das Gleiche mit der linken Beckenhälfte. Oft wiederholen!

Tag 19: Welche Beziehung pflegst Du zu Dir?

Heute geht es darum, zu reflektieren, welche Beziehung Du zu Dir selbst pflegst!
Bist Du ein Mensch, mit dem Du selber gerne zusammen bist? Wie denkst Du über
Dich?

Vielleicht kennst Du die Situation:
Es gibt Menschen in Deinem Umfeld, bei denen Du das Gefühl hast, sie sind gefangen in einem Räderwerk von Regeln, Pflichten und täglichem Einerlei.

Vielleicht fühlst Du Dich auch in Rollen gefangen, die Dir nicht wirklich entspre-
chen.
Da gibt es in Dir laute Stimmen, die sagen: Ich muss das tun… Ich muss jenes
sein… Ich darf nicht… Ich kann nicht… Was sollen denn die Leute denken?

Das führt vielleicht dazu, dass Du Dich den Menschen in Deinem Umfeld ständig
anpasst und in einer Lauerstellung bist, zu erfahren, was Du tun musst und wie Du
sein musst, um den Menschen zu gefallen!
Was kostet es Dich, diese Rolle aufrechtzuerhalten? Es kann sein, dass Du in einer
ständigen Anspannung lebst, diese Maske zu behalten! Das kann Dir Dein Leben
ziemlich schwermachen!
Du bist oft genervt und gereizt? Eine wandelnde „entsicherte Handgranate, die
jederzeit explodieren kann?

Dann ist es vielleicht der richtige Zeitpunkt, Dich zu fragen:
Was willst Du für Dich? Was stimmt für Dich? Wie möchtest Du Dein Leben erleben?

Beginne heute, Dich ganz neu zu definieren, um endlich das Leben zu leben, was Dir entspricht, und Dich authentisch zu zeigen! Erforsche Deine eigenen Bedürfnisse und schenke ihnen Raum! Schenke Dir selber Wertschätzung und Respekt!

Nach meiner Erfahrung zieht das neue Menschen in Dein Leben, die Dich so nehmen, wie Du bist und in deren Gegenwart Du Dich leicht fühlst und Freude erlebst! Wenn Du Dich innerlich veränderst, wirkt sich das auf Deine Beziehungen positiv aus!

Es geht darum, Dich und Deine Bedürfnisse ernst zu nehmen, Dich zu respektieren in dem, wie Du wirklich bist!
Damit blühst Du auf, wie eine Blume, die lange Zeit nicht gewässert wurde!

Tagesaufgabe

- Nimm heute eine Beziehung zu einem Menschen in die Aufmerksamkeit, der Dir wichtig ist. Erforsche heute, was Du für Dich brauchst und was für Dich stimmt. Teile es diesem Menschen mit, in dem Du den Satz beginnst: Für heute wünsche ich mir von Dir....
- Beobachte, was geschieht! Vielleicht erwartet Dich eine Überraschung, wenn Du den Mut hast, ehrlich zu sagen, was Du brauchst...
- Im Erfolgstagebuch notieren, was Du erlebt hast!
- Leitsatz schreiben
- Visualisieren

Alltagsübung:
Halte Dich an einem Stuhl, einer Wand, einem Geländer fest und schwinge Dein Bein voller Freude und Leichtigkeit vor und zurück!

Tag 20: Kreative Fragen

Um Deine naturgegebene Kreativität „in Bewegung" zu bringen, ist es sehr hilfreich, Dir inspirierende Fragen zu stellen!

Fragen allein haben bereits die große Macht, Dich zu stimulieren! Fragen durchsetzen Dein ganzes System, um eine Antwort oder Lösung zu finden!

Fragen greifen auf den Informations-Speicher zurück, was bereits in Dir bekannt ist, und auch das, was jenseits Deines bewussten Verstandes existiert und Antworten bereithält! Mit Fragen wird eine Ebene erschlossen, die auf Deine Intuition zurückgreift, wenn Du die Frage nur lange genug in Dir wirken lässt und bereit bist, still zu werden und auf die Antwort in Dir zu lauschen! Und das bringt schnell Bewegung in Dein System!

Beispiele:

Welches neue Hobby könnte ich ausprobieren?

Zu welchem Ort könnte ich fahren, wo ich noch niemals war?

Was möchte ich Neues lernen?

Mit welchen Menschen, die aus einem anderen Land oder einer anderen Gesellschaftsschicht kommen, könnte ich Kontakt aufnehmen?

Worauf hätte ich heute spontan Lust?

☺ Tagesaufgabe

- Suche Dir eine Frage aus und lass sie in Dir wirken! Und wenn Du eine innere Antwort erhältst, dann TU ES EINFACH!
- Probiere ein neues Hobby aus! Fahre an einen fremden Ort! Lerne etwas völlig Neues! Triff Dich mit „artfremden" Menschen! Tu etwas ganz spontan, ohne über die Konsequenzen nachzudenken!
- Im Erfolgstagebuch notieren, was Du erlebt hast
- Leitsatz schreiben
- Visualisieren

Alltagsübung:

Pedal-Bewegung

Du hebst die rechte Beckenhälfte mit dem rechten Sitzknochen leicht vom Stuhl weg, bewegst sie etwas nach hinten, dann nach unten und schiebst sie wieder nach vorne in die Ausgangsposition. Das ist so, als ob Du nun mit der Beckenhälfte einen Halbkreis formst. Die Ferse bleibt dabei gut am Boden.

Das Gleiche machst Du mit der linken Beckenhälfte.

Übe das zehnmal im Wechsel mehrmals am Tag!

Wie sieht es aus mit Deinem Hüftprogramm für zu Hause? Lust drauf?

Tag 21: Zeit zum Nichtstun!

In der Bibel lesen wir, dass Gott am 7. Tag seine Schöpfung vollendet hat und ausruhte! Und der 7. Tag in der Woche ist Sonntag, wo auch wir gelernt haben zu pausieren!

Diese Ruhezeiten gehören zum Leben! Jeder braucht Zeiten, um auszuruhen, um sich auf das Wesentliche zu besinnen, seine Kräfte aufzutanken und neu zu bündeln. Früher war der Sonntag insbesondere ein Tag, wo man zur Kirche ging und betete. So habe ich es jedenfalls noch gelernt.

Heute ist der Sonntag für mich ein Tag, an dem ich mir Zeit für mich nehme!
Ich meine damit nicht, dass ich diesen Tag nur verplane mit Freizeitaktivitäten, die in der Woche zu kurz gekommen sind. An diesem Tag nehme ich Verbindung auf zu mir selbst! Ich finde Zeit, um mich selbst zu spüren, meinen Körper, meine Gefühle, meine Wünsche, meine Bedürfnisse. Ich plane Zeit ein, die Woche zu reflektieren und das, wofür ich dankbar bin. Und ich genieße die Zeit, um mich bewusst mit meinem Inneren zu verbinden!

Ich glaube daran, dass ich mehr bin als dieser materielle Körper! Ich bin angeschlossen an eine unsichtbare Quelle der Liebe, Fülle, Weisheit, des Wissens und der Kraft.
Dieser Quelle gebe ich besonders am Sonntag mehr Raum, indem ich Stille geschehen lasse. Ich verzichte bewusst auf Radio und Fernsehen für mehrere Stunden, ich gehe in die Natur. Ich trete ein in eine innere Kommunikation und finde den Halt und die Sicherheit in mir selbst. Selbst mein Partner respektiert, dass ich diese Zeit der Stille für mich brauche wie die Blume das Sonnenlicht! Danach fühle ich mich innerlich „erleichtert"!

Und wenn ich am Sonntag arbeite und Seminare leite, dann reserviere ich mir einen anderen Tag in der Woche zum „Nichtstun"!

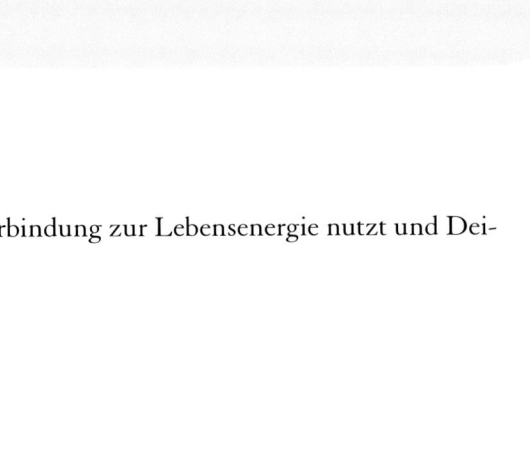

Tagesaufgabe

- Gönne Dir heute Zeit nur für Dich selbst! Erlebe Freude mit Dir selbst!
- Lass Stille und Ruhe geschehen und erschaffe einen Ausgleich zum Alltag.
- Wenn Du Lust hast, reflektiere die Erfahrungen in Deinem Erfolgstagebuch.
- Leitsatz schreiben
- Visualisieren

Alltagsübung:

Deine Hüfte hat heute Pause!

Wie wäre es, wenn Du den Atem als Verbindung zur Lebensenergie nutzt und Deine Hüften damit füllst?

4. Woche
Thema: **Lebensfreude**

**Das Leben meistert man entweder lächelnd
oder überhaupt nicht.**

Chinesisches Sprichwort

Tag 22: Erfreust Du Dich an Deinem Körper?

Dein Körper ist die materielle Hülle, durch die Dein inneres Wesen sich ausdrückt!
Mach Dir bewusst, dass dieser Körper wie ein Werkzeug ist, das ein Leben lang
halten muss!

Wie fühlst Du Dich in Deinem Körper? Bist Du wirklich in ihm angekommen?
Lebst Du gern in ihm? Bist Du zufrieden mit ihm?
Welche Information gibst Du an Deine Zellen, wenn Du Deinen Körper ablehnst?
Kannst Du erahnen, wie Deine Zellen mit Ablehnung umgehen?

Stell Dir Folgendes vor:
Du bist noch reine Energie und schwebst ohne irdischen Körper in diesem Universum! Nun hast Du den Wunsch, Erfahrungen zu machen! Da gibt es diesen Planeten Erde. Auf diesem Planeten kannst Du reichliche Erlebnisse sammeln!
Einzige Voraussetzung: Du musst einen Körper annehmen, um auf der Erde vieles
zu erleben!
Da gibt es einen riesigen Schrank mit allen möglichen Körpern und Formen! Und
Dein Körper, den Du gerade jetzt bewohnst, hängt auch in diesem Schrank. Würdest Du ihn Dir wieder aussuchen?

Als ich mir diese Situation damals vorgestellt habe, ist mir klar geworden, dass dieser
Körper, den ich mir gewählt habe, genau der richtige ist! Keiner kennt diesen Körper
so wie ich! Ich bin für ihn verantwortlich und in diesem Leben bekomme ich keinen
anderen! Es hat seinen Grund, warum ich gerade in diesem Körper lebe! Und die
beste Möglichkeit, in diesem Körper bis zum Lebensende gut durchzukommen, ist,
ihn zu lieben und zu pflegen und gut für ihn zu sorgen! Ich erkannte für mich, dass
mein Körper mit seinen Eigenarten Lehrmeister für mich ist! Seitdem erhielt ich

eine neue Einstellung zu meinem Körper! Ich erfreue mich an meinem Körper und liebe ihn täglich mehr!

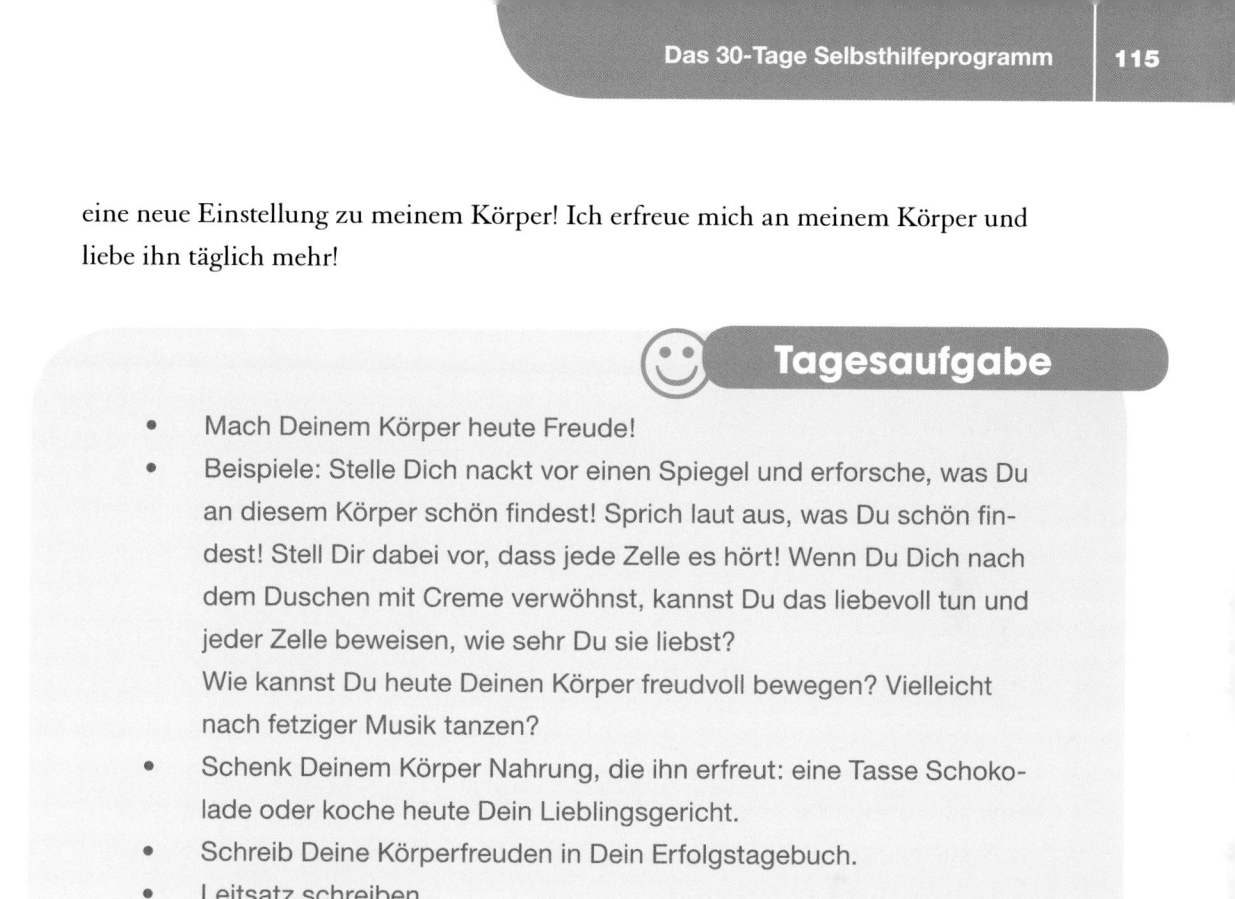

Tagesaufgabe

- Mach Deinem Körper heute Freude!
- Beispiele: Stelle Dich nackt vor einen Spiegel und erforsche, was Du an diesem Körper schön findest! Sprich laut aus, was Du schön findest! Stell Dir dabei vor, dass jede Zelle es hört! Wenn Du Dich nach dem Duschen mit Creme verwöhnst, kannst Du das liebevoll tun und jeder Zelle beweisen, wie sehr Du sie liebst?
  Wie kannst Du heute Deinen Körper freudvoll bewegen? Vielleicht nach fetziger Musik tanzen?
- Schenk Deinem Körper Nahrung, die ihn erfreut: eine Tasse Schokolade oder koche heute Dein Lieblingsgericht.
- Schreib Deine Körperfreuden in Dein Erfolgstagebuch.
- Leitsatz schreiben
- Visualisieren

Alltagsübung schon gemacht?

Mal was Neues: Vielleicht kennst Du Bauchtanz?

Bewege heute Dein Becken im Stand in alle Richtungen, wie eine Bauchtänzerin! (Kannst Du auch als Mann machen!). Wenn Du Dein Becken bewegst, bewegen sich auch die Oberschenkelköpfe in den Hüftgelenken…. Ganz einfach!

Tag 23: Dankbarkeit schenkt Freude

Beschäftige Dich heute mit der Frage:

Welche Gedanken bringen mich in die Freude?

Welches Buch oder welcher Text, welcher Film bringt mich in die Freude?

Möglicherweise kennst Du auch einen Menschen, der Dich schnell in die Freude bringt, weil es mit ihm einfach Spaß macht?

Was mir oft geholfen hat, ist die Frage: „Wofür kann ich jetzt in diesem Augenblick dankbar sein?"

Der Atem in meinem Körper als Lebensenergie, die Sonne, die gerade scheint, der Wind auf meiner Haut, meine kuschelige Wohnung, mein schnelles, spritziges Auto, das Geld auf meinem Konto, der volle Kühlschrank, die fetzige Musik, die gerade im Radio spielt, ein Anruf meiner Freundin…

Wofür bist Du jetzt gerade dankbar?

Merkst Du, dass sich Dein Denken verändert?

Dass Du jetzt freudvoller und friedlicher bist?

Wie wirkt sich das auf Deinen Körper aus?

☺ Tagesaufgabe

- Öfter am Tag bewusst wahrnehmen, wofür Du dankbar sein kannst!
- Energielenkung in Deine Hüfte
- Im Erfolgstagebuch notieren
- Leitsatz schreiben
- Visualisieren
- Alltagsübung? Energielenkung?

Tag 24: Freude-Liste

Heute gibt es eine einfache Frage zu beantworten:
Welche „Arbeit" macht mir Spaß und Freude?
Nimm Dir Zeit, dieser Tätigkeit nachzugehen und viel Freude und Spaß dabei zu haben!

Selbst wenn Du auf Deiner Arbeitsstelle viele Herausforderungen hast, gönn Dir die Zeit für Dich und tu das, was Dich von Herzen berührt!
Finde in Deinem Alltag einen Ausgleich zu dem, was Du tun „musst"!
Lobe Dich dafür, schenk Dir regelmäßig eine Belohnung oder nimm Dir etwas Schönes vor und tu das auch!
Deine Hüfte wird es Dir danken, weil Deine Lebensfreude zurückkehrt!

Das weiß ich aus eigener Erfahrung! Ich habe mir damals eine Aufstellung gemacht, was mir Freude macht. Jeden Tag habe ich etwas von dieser Liste ausgeführt, so dass ich regelmäßig Situationen und Momente von Freude kreiert habe!
Mehr Leichtigkeit und Lebensfreude waren das Ergebnis und meine Schmerzen wurden täglich weniger!

Tagesaufgabe

- Finde heute wenigstens 10 Dinge, die Dir Freude und Spaß machen (garantiert findest Du noch mehr!). Notiere sie in Deinem Erfolgstagebuch, damit Du sie immer griffbereit hast. Nimm davon eine und führe sie heute durch! Sei es Dir wert! (In der Werbung heißt es doch auch: … weil Sie es sich wert sind!)

- Dann belohne Dich dafür, dass Du es geschafft hast, etwas zu tun, das Dir Freude macht!

- Deine Erfolgserlebnisse im Erfolgstagebuch festhalten!

- Leitsatz schreiben

- Visualisieren

- Welche Alltagsübung möchtest Du heute durchführen?

- Dein Hüftprogramm freut sich auch auf Durchführung!

Tag 25: Geld als Liebespartner?

Es geht heute darum, dem Geld im Alltag mehr positive Aufmerksamkeit zu schenken!

Oft gibt es Menschen, die Geld ablehnen oder sehr unbewusst damit umgehen!

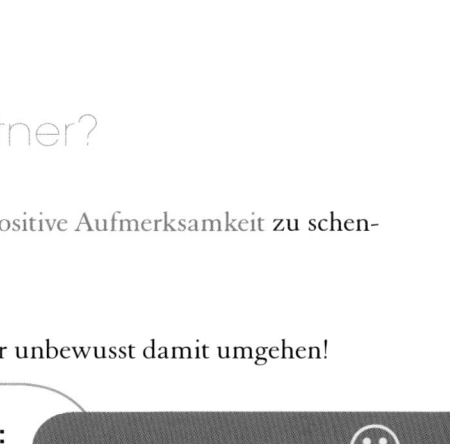

Vielleicht kennst Du auch Glaubenssätze wie:
- **Über Geld spricht man nicht.**
- **Geld ist dreckig.**
- **Geben ist seliger denn Nehmen.**

Kann es vielleicht sein, dass Du Dich auch scheust, Geld oder Geschenke von anderen anzunehmen, und damit ein ungutes Gefühl hast?

Möglicherweise gibst Du anderen Menschen viel von Dir, hast aber ein ungutes Gefühl, wenn diese Menschen Dich „bezahlen" wollen?

All diese Glaubenssätze sind geprägt davon, das Geld abzulehnen! Und was glaubst Du, was passiert, wenn Du Geld ablehnst?

Deine innerliche Ablehnung bewirkt, dass das Geld sich zurückzieht!

Baue innerlich eine Beziehung zum Geld auf!

Was wäre, wenn Geld Dein Liebespartner wäre?

Wie würdest Du das Geld dann behandeln?

Sieh das Geld wie ein Wesen, was Deine Liebe, Zuwendung, Aufmerksamkeit, und Dankbarkeit möchte. Kannst Du Dein Geld herzen und küssen, es mit Dir ins Bett nehmen? Ist es Dir möglich, dass Geld von Herzen willkommen heißen, wenn Du es bekommst?

Tagesaufgabe

- Schau in Deine Geldbörse! Wie viel Geld ist gerade jetzt darin?
- Sei heute ganz bewusst, wenn Du Geld in Deinen Händen hältst! Sei es, dass Du Geld ausgeben musst und dafür Wechselgeld zurückbekommst! Begrüße das Geld herzlich, brich in Jubel aus, wenn Du, aus welcher Quelle auch immer, Geld bekommst!
- Sieh das Geld wie einen sehr lieben, guten Freund, der es gut mit Dir meint! Freu Dich über und mit Geld!
- Notiere im Erfolgstagebuch Deine Erlebnisse mit Geld.
- Leitsatz schreiben
- Visualisiere

Alltagsübung:

Schwing Deine Beine heute voller Freude in alle Richtungen! Wenn Du magst, stütz Dich irgendwo ab!

Nutze den Atem als Energieträger für Deine Hüften!

Tag 26: Freude in Beziehungen

Nimm Dir heute Zeit, Dir die Frage zu stellen:
Was möchte ich in meinen Beziehungen erleben?

Vielleicht kommen Antworten wie:
Ehrlichkeit, Offenheit, Freude, Leichtigkeit, Verständnis, Geborgenheit….

Wenn es so ist, dass Du die Menschen anziehst, die zu Deiner Ausstrahlung passen, entdeckst Du dann diese Attribute auch in Dir? Lebst Du diese Qualitäten selber, so dass Du sie in Deine Beziehungen mit einbringen kannst?

Das, was ich mir von anderen wünsche, sollte ich selber in mir tragen! Solange ich die Liebe und Anerkennung im Außen suche, wird mein Leben schwer und Enttäuschungen sind vorprogrammiert. Kein Mensch kann die Lücke füllen, die ich in mir trage!

Die Aufgabe ist, diese Werte in mir selbst zu aktivieren!

Nach meiner Erfahrung ziehe ich erst dann Menschen in mein Leben, die pure Freude ausstrahlen, wenn ich mir selber Freude schenken kann und mit mir selber viel Freude habe! Seitdem ich das für mich erkannt habe, erlebe ich viel Freude, Humor und Leichtigkeit in den Beziehungen, die mir wichtig sind!

Tagesaufgabe

- Erstelle heute eine Liste, was Dir wirklich Freude und Spaß macht.
- Was würdest Du voller Freude und Spaß machen, wenn Du keinen anderen Menschen bräuchtest. (Beispiele: in die Badewanne gehen, auf einen Spielplatz gehen und Karussell fahren, mir selber Blumen schenken, einen schönen Film im Kino schauen, mich schön schminken und kleiden, zu fetziger Musik tanzen, in die Natur gehen, in den Spiegel schauen und Dich schön finden! Eine Tasse heiße Schokolade…)
- TU ETWAS DAVON! (Halte diese Liste jeden Tag griffbereit und bring sie mehr und mehr in Handlungen!)
- Im Erfolgstagebuch notieren, was Du erlebt hast!
- Leitsatz schreiben
- Visualisieren

Alltagsübung:

Dich in der Freude bewegen! Bestimmt fällt Dir was Tolles ein!

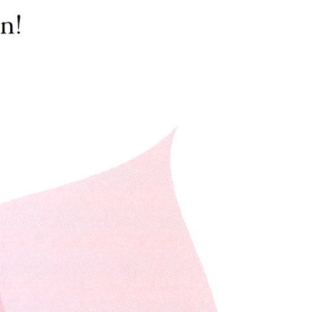

Tag 27: Was stimuliert Dich auf eine erregende Weise?

Vielleicht kennst Du die Situation?

Du beschäftigst Dich mit etwas, was Dich wirklich interessiert!

Du schaust nach einer ganzen Weile auf die Uhr!

Es sind Stunden vergangen! Kein Durst, kein Hunger, nichts hat Dich abgelenkt.

Du warst versunken in diese Tätigkeit und hast die ganze Welt um Dich herum vergessen! Es ging leicht und locker und Du warst völlig beschäftigt!

Du fühlst Dich angenehm stimuliert, erregt. Es hat Spaß gemacht!

Was war es, was Dich so in die Lebensfreude gebracht hat?

Wann hast Du dieses Gefühl das letzte Mal erlebt?

In unserem gewöhnlichen Alltag wird uns so oft vorgegeben, was wir tun sollen! Allein die Medien bieten unglaublich viele Anregungen, die unseren Geist beschäftigt halten. Da ist die Werbung, die uns ständig Ideen gibt, was wir brauchen, wohin wir reisen, welche Nahrung wir zu uns nehmen sollen, welche Produkte wir unbedingt kaufen sollen.

Meiner Meinung nach verlernen wir mehr und mehr, darüber nachzusinnen, was uns gut tut, was uns Spaß und Freude macht. Es wird uns zu viel „vorgekaut"! Fernsehen, Radio, Kino, Internet: Überall gibt es Ideen, die von anderen stammen, die uns beeinflussen wollen!

Ist es da ein Wunder, dass unser eigenes kreatives Potenzial ungenutzt verkümmert?

Tagesaufgabe

- Denke darüber nach, was Dich in die Lebensfreude bringt, und über-prüfe: Ist das Deine eigene Idee?
- Stell Dir immer wieder die Frage: Was macht mich wirklich glücklich? Wobei vergesse ich die Zeit? Was stimuliert mich auf eine erregende Weise?
- Lass diese Fragen in Deinem ganzen System wirken und warte geduldig auf Antworten!
- Setze etwas Spontanes um, was Du schon lange mal machen wolltest.
- Sei es Dir wert!
- Notiere in Deinem Erfolgstagebuch diese Antworten!
- Leitsatz schreiben
- Visualisieren

Alltagsübung:

Entwickle eigene Ideen, was Deiner Hüfte guttut, und beweg Dich in Freude! Vielleicht kannst Du auch den Atem als Energieträger nutzen?

Tag 28: „Ananda" heißt Glückseligkeit

In der Tradition des Yoga gibt es den Begriff „Ananda"!
Er bedeutet übersetzt: Glückseligkeit!
In den Schriften heißt es, dass man diese Glückseligkeit erlebt, wenn die Trennung
überwunden ist!

Was bedeutet das?

Solange ich mich allein mit diesem Körper identifiziere, bin ich getrennt von der
Energie, aus der das ganze Universum besteht.
Meine Sinne sind nach außen gerichtet und ich habe keine Verbindung zum Ganzen!
Ich hoffe auf die Befriedigung meiner Bedürfnisse von außen!

Vielleicht komme ich irgendwann zu der Erkenntnis:
Egal, wonach ich mich gesehnt habe: Nichts und niemand im Außen kann mir das
schenken, was mich von Grund auf glücklich macht!
In mir ist eine tiefe Sehnsucht, mich wieder verbunden zu fühlen!
Die Trennung kann ich nur überwinden, indem ich mir bewusstmache, dass ich
niemals wirklich getrennt war.
Nur meine Identifizierung mit meinem „ICH" lässt mich die Trennung erleben!

Die Verbindung zum Energiefeld des Universums finde ich nur in meinem Bewusstsein! Sobald ich mich innerlich an dieses Feld anschließe, erlebe ich Freude
und Glückseligkeit! Ich fühle mich ALL-EIN! Beachte mal dieses Wortspiel! Glück,
Liebe und Frieden kann ich nur in mir finden! Und auch die Freude ist niemals weg!
Denn Freude ist in jedem Moment gegenwärtig!

Beispiel:

Vielleicht hast Du selbst schon einmal erlebt, wie die Zeit stehen bleibt:

- wenn Du in den Anblick eines Sonnenuntergangs oder eines Ereignisses in der Natur vertieft bist
- wie Du den Anblick eines Tautropfens genießt
- in ein Gesicht eines neugeborenen Babys schaust
- völlig vertieft bist in eine geliebte Tätigkeit

Dann ist da keine Identifizierung mit Deinem „Ich", sondern Du bist einfach ganz da!

Diese tiefe Freude kannst Du wieder aktivieren, indem Du Dich im jetzigen Augenblick selbst beobachtest und Dir bewusstmachst, was jetzt gerade wirklich ist!
Deine Sinne, Deine Gedanken und Gefühle haben die Tendenz, Dich immer wieder in die Vergangenheit oder Zukunft zu ziehen!
Damit verpasst Du, im Augenblick anzukommen und die Situation der Gegenwart voll auszukosten.

Wenn Du ergründest, was Dich immer wieder aus dem Augenblick herausreißt, ist es oft die Tendenz, dass Du gegen etwas kämpfst, etwas vermeiden willst oder an etwas (oder jemandem) festhältst, was / den Du nicht verlieren möchtest.
Damit katapultierst Du Dich aus dem Erleben des JETZT!
Du machst Dir Sorgen, bist voller Widerstand, das zu akzeptieren, was das Leben Dir jetzt gerade beschert!

Was wäre, wenn Du aufhörst, zu kämpfen, zu vermeiden oder festzuhalten?
Und was kostet es Dich, wenn Du damit weitermachst?

- Stell Dir öfter am Tag einen Timer oder Wecker, der Dich an den Augenblick erinnern soll.
- Achte dann darauf, was Du in diesem Moment wahrnimmst. Wo bist Du gerade? Was hörst Du? Was riechst Du? Was schmeckst Du? Was fühlst Du? Wie sind die Empfindungen in Deinem Körper? Wie stehen Deine Füße am Boden? Wie spürst Du Deinen Atem? Was geschieht, wenn Du ganz da sein kannst im Augenblick?
- Wenn Du Lust hast, reflektiere die Erfahrungen in Deinem Erfolgstagebuch.
- Leitsatz schreiben
- Visualisieren

Alltagsübung:

Gönne Deiner Hüfte heute Pause oder mach einen schönen Spaziergang in der Natur.

Vergiss nicht, Dich für diesen Weg, den Du in den letzten 28 Tagen gegangen bist, zu loben und Dich zu feiern!

Du hast es Dir verdient!

Nachklang

**MUT steht am Anfang des Handelns –
GLÜCK am Ende.**

Verfasser unbekannt

Tag 29: Veränderungen erforschen

Gestern hast Du den letzten Tag dieses Programms gelesen und bearbeitet! Das allein ist ein guter Grund, Dich zu loben und das zu feiern. Du hast meinen ganzen Respekt, wenn Du drangeblieben bist!

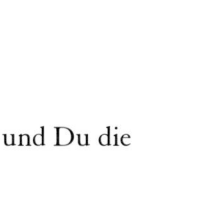 **Super!**

Es gibt nicht viele Menschen, die den Mut und die Disziplin aufbringen, wesentliche Gewohnheiten zu verändern!

Wie geht es Dir heute?
Kannst Du Dich erinnern an Tag 0, als Du diese Reise begonnen hast und Du die Vereinbarung mit Dir selbst eingegangen bist?
Wie ging es Dir damals?
Was hat sich in der Zwischenzeit verändert?
Wie willst Du nun weitermachen?

Natürlich kannst Du das Programm jetzt zur Seite legen und alles so lassen.
Du hast aber auch die Möglichkeit, einige Dinge, die Dir gutgetan haben, weiterzuführen.
Und vielleicht hast Du Lust darauf, nach einer kleinen Pause wieder neu einzusteigen, damit der Samen der guten Gewohnheiten weiter gepflegt wird?

Lausche, schaue und fühle in Deine Hüfte hinein!
Was würde sie Dir raten, wenn sie sprechen könnte?

Wofür entscheidest Du Dich?
Ich wünsche Dir und Deiner Hüfte weiterhin gute Besserung!

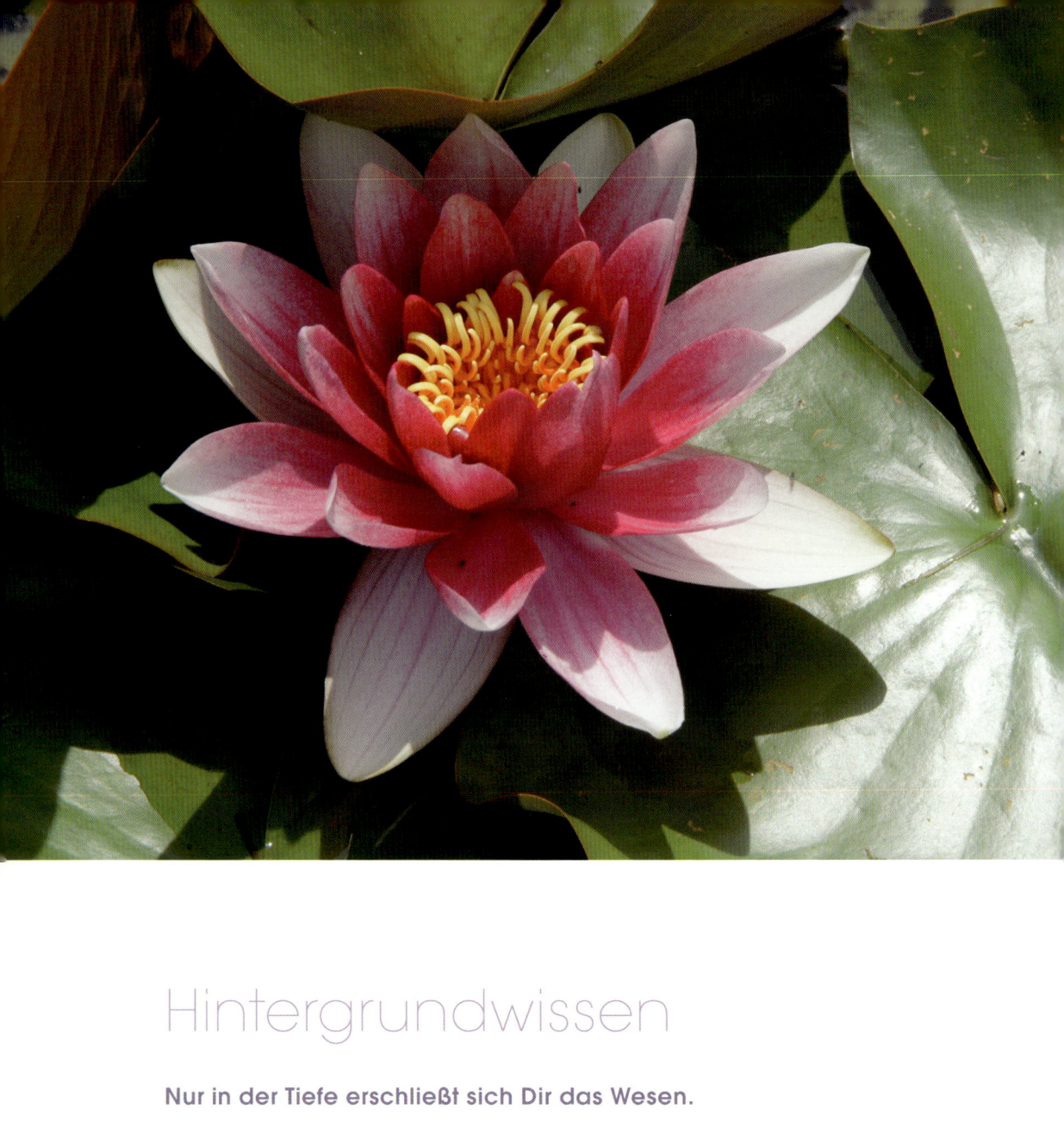

Hintergrundwissen

Nur in der Tiefe erschließt sich Dir das Wesen.

Yoga: Ein Weg zu ganzheitlicher Gesundheit und Erfüllung

Yoga erfreut sich bei uns zunehmender Beliebtheit und entwickelt sich mehr und mehr zum festen Bestandteil westlicher Lebenskultur.

Yoga kommt aus dem indischen Sanskrit und bedeutet so viel wie anjochen oder verbinden. Yoga ist vom Ursprung her ein lebenslanger Übungsweg, der Möglichkeiten eröffnet, Körper, Geist und Seele des Menschen zu verbinden und in Einklang, in Harmonie miteinander zu bringen.

Wer sich intensiv auf den Yoga-Weg einlässt, entdeckt, dass dieser Weg zu den eigenen Wurzeln führt, also zu sich selbst!

Yoga birgt das Potenzial, dass der Mensch sich selbst erkennt, sich selbst in der Vielfalt des Lebens wahrnimmt.

Allseits bekannt und erwiesen ist, dass Yoga über Körper-, Atem- und Entspannungsübungen das allgemeine Wohlbefinden erhöht. Immer mehr Menschen besuchen regelmäßig Yogakurse.

Was mich in der Vergangenheit so fasziniert hat, ist, dass Yoga durch die philosophische Betrachtung viel mehr bietet, um zu einer allumfassenden, ganzheitlichen „Lebensordnung" zu finden.

In den uralten Schriften des indischen Weisen Patanjali, der vor etwa 2000 Jahren in Indien lebte, finden wir die Definition des Yoga:

> „Yoga ist das Zur-Ruhe-Kommen und Stillwerden des Geistes. Dann scheint in uns die Fähigkeit auf, etwas vollständig und richtig zu erkennen."

Patanjali beschreibt in den Yogatexten (Sutren) einen 8-stufigen Weg. Diese acht Glieder greifen eng ineinander und verhelfen uns gerade in der heutigen Zeit, zu einer allumfassenden Sichtweise auf das eigene Leben zu gelangen.

In einer kurzen Übersicht möchte ich schildern, wie sich der Yoga durch den 8-Stufen-Weg des Patanjali unterschiedlicher Methoden und Techniken bedient, ganzheitliche Gesundheit zu erhalten und zu bewahren.

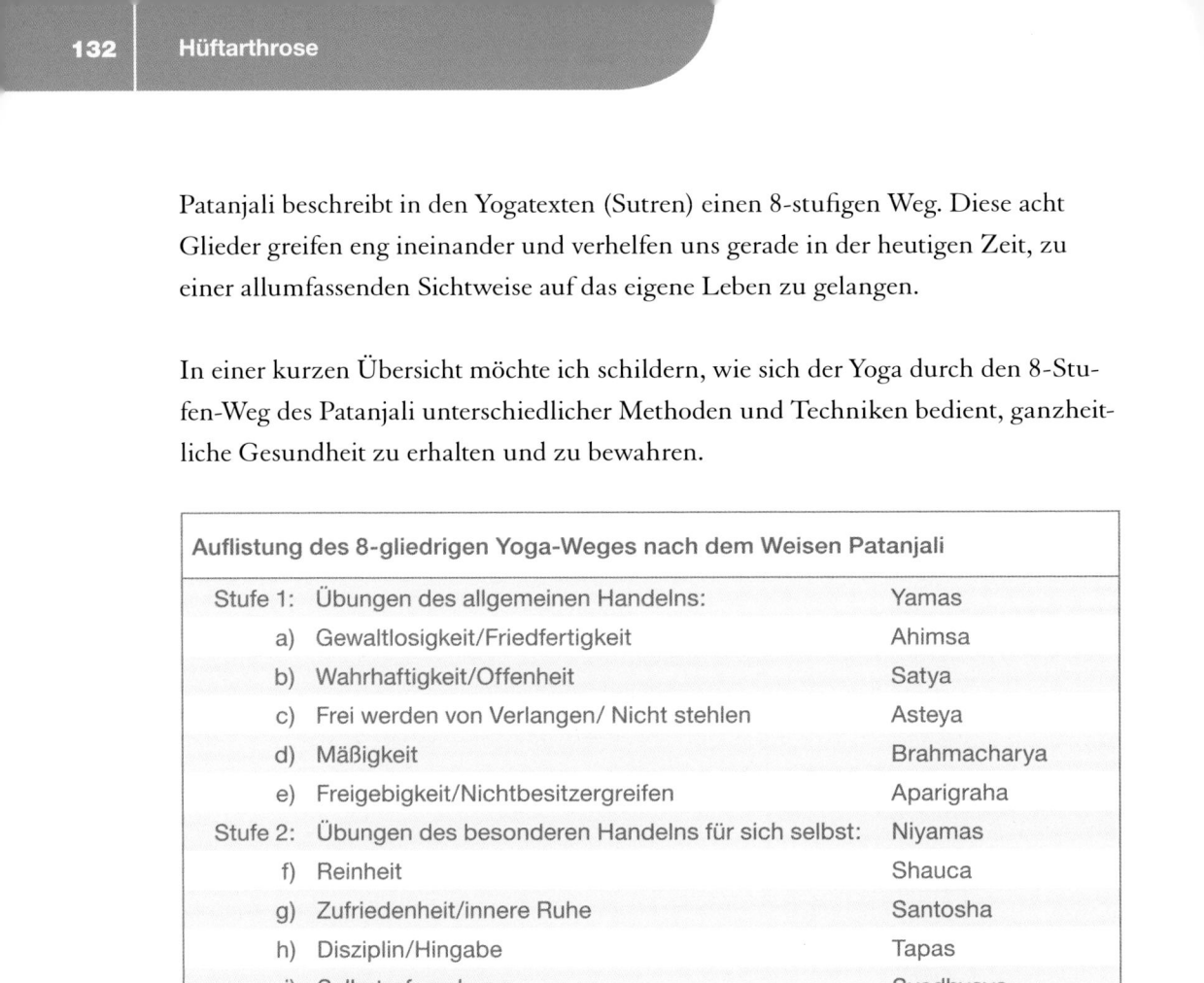

Auflistung des 8-gliedrigen Yoga-Weges nach dem Weisen Patanjali

Stufe 1:	Übungen des allgemeinen Handelns:	Yamas
a)	Gewaltlosigkeit/Friedfertigkeit	Ahimsa
b)	Wahrhaftigkeit/Offenheit	Satya
c)	Frei werden von Verlangen/ Nicht stehlen	Asteya
d)	Mäßigkeit	Brahmacharya
e)	Freigebigkeit/Nichtbesitzergreifen	Aparigraha
Stufe 2:	Übungen des besonderen Handelns für sich selbst:	Niyamas
f)	Reinheit	Shauca
g)	Zufriedenheit/innere Ruhe	Santosha
h)	Disziplin/Hingabe	Tapas
i)	Selbsterforschung	Svadhyaya
j)	Vertrauen in eine höhere Kraft	Ishvara Pranidhana
Stufe 3:	Körperhaltungen	Asana
Stufe 4:	Atemübungen: Atemregelung	Pranayama
Stufe 5:	Zurücknahme der Sinne, Entfaltung der inneren Sinne *ins Aussen*	Pratyahara
Stufe 6:	Konzentration, um den Geist zu binden (Sammlung)	Dharana
Stufe 7:	Meditation (Loslassen): Erkennen der Außenwelt als Spiegel des Inneren	Dhyana
Stufe 8:	Kontemplation/Versunkenheit/Einung: die Bewertung von Subjekt/Objekt bzw. Innen/Außen löst sich auf, Einheit kann erfahren werden.	Samahdi

In den sogenannten „Yamas" (siehe Stufe 1) betrachtet man die Art und Weise, wie man sein Leben mit anderen Menschen gestaltet. Die „Niyamas" (Stufe 2) geben Lebensregeln, Denkanstöße und Hinweise zur Selbsterforschung, wie man mit sich selbst umgehen sollte, um einen gesundheitsbewussten Lebensstil zu pflegen.

Danach widmet man sich in Stufe 3 den wirkungsvollen Körperübungen, „Asanas" genannt. Diese werden verbunden mit gezielten Atemübungen und Atemtechniken der Stufe 4, den „Pranayamas".
Diese zunächst nach außen gerichteten vier ersten Stufen führen den Menschen mehr und mehr nach innen.

Anschließend wird dieser innere Weg weitergeführt, indem man lernt, seine Sinne von der Außenwelt zurückzuziehen (Stufe 5: Pratyahara).
Über gezielte Konzentrationsübungen wird der Gedankenstrom auf ein Objekt oder einen ausgewählten Gedanken gelenkt (Stufe 6: Dharana) und die Aufmerksamkeit gebunden.

Daraus entsteht dann die Meditation (Stufe 7: Dhyana).
In der Meditation vergisst man die Außenwelt. Der Geist öffnet sich mehr einer neutralen Sichtweise auf die Geschehnisse der Außenwelt und des Alltags und man erhält ein inneres Verständnis der äußeren Umstände.
Über die Akzeptanz des Äußeren, ohne es zu bewerten, gelangt man ins Hier und Jetzt und findet neue Lösungen für belastende Lebenssituationen.
Der Geist und die Gedankentätigkeit beruhigen sich und man kommt in diesem Zustand der „Einung" der Stufe 8 zu einer **inneren Klarheit**.
Dieser Zustand ist Ziel jeder Yogapraxis und wird „Samadhi" genannt.

Im Sinne von „ganzheitlicher Lebensordnung"
stellt sich für mich immer wieder die Frage:
Wie kann ich Yoga auf allen Ebenen für mein Leben nutzen?
Wie kann ich Yoga im Alltag leben?

Die vier äußeren Glieder verbinden sich mit den vier inneren Stufen, wenn die wertvollen Yamas und Niyamas als Lebensregeln mit in den Alltag einbezogen werden. Dazu besteht die Möglichkeit, sich täglich gezielte Fragen zu stellen, sie zu reflektieren und sich zu beobachten. Durch die Antworten, die aus dem Inneren entstehen, kann der Mensch seine Sichtweisen und das Bewusstsein allumfassend erweitern. Er gelangt so zu einem Gleichgewicht zwischen Innen- und Außenwelt, zu Harmonie und Einklang.

Fragen als Beispiele:

Yamas:

Friedfertigkeit/Gewaltlosigkeit: Ahimsa
Wie gehe ich mit den Menschen in meinem Umfeld um? Wie ist die Einstellung zu mir selbst? Bin ich in Frieden mit mir und meiner Umwelt? Wie übe ich meinen Willen und meine Macht aus?

Wahrhaftigkeit/Aufrichtigkeit: Satya
Wie wahrhaftig bin ich meinen Mitmenschen gegenüber? Wie ehrlich gehe ich mit mir selbst um? Bin ich authentisch und erlaube ich es mir, auch meine Schwächen zu zeigen? Drücke ich offen aus, was ich denke, fühle und brauche?

Frei werden von Verlangen: Asteya

Was halte ich an äußeren Dingen fest? Wie viele materielle Dinge brauche ich? Habe ich innerlich das Gefühl, „versorgt und sicher" zu sein? Fühle ich mich innerlich ausreichend genährt? Gibt es Neid in mir?

Mäßigkeit: Brahmacharya

Kenne ich meine elementarsten Bedürfnisse? Zum Beispiel: Bedürfnisse nach Sicherheit, Anreiz, Selbstbestimmung, Macht, Liebe und Nähe, Selbstverwirklichung, Sinn …
Erwarte ich die Erfüllung der Bedürfnisse von meinem Umfeld? Kann ich sie mir selbst erfüllen?

Freigebigkeit: Aparigraha

Kann ich von Erwartungen an die Außenwelt loslassen? Bin ich zufrieden mit dem, was jetzt ist? Woran halte ich fest? Was will ich vermeiden? Wovor laufe ich weg?

Niyamas: Vom Umgang mit sich selbst

Reinheit: Shauca

Welche Gedanken pflege ich? Sind diese Gedanken positiv ausgerichtet? Was erwarte ich vom Leben? Kann ich dem Leben vertrauen?

Vertraue ich dem Leben

Zufriedenheit: Santosha

Bin ich zufrieden mit dem, was ich bin und habe? Bin ich zufrieden mit mir selbst? Kann ich mein Leben so annehmen, wie es ist? Kann ich mich selbst so annehmen, wie ich bin? Was fehlt, damit ich zufrieden bin? Was muss ich verändern?

Disziplin/Hingabe: Tapas

Wofür setze ich mich ein? Bin ich konsequent in meinem Denken und Handeln? Wofür begeistere ich mich? Was tue ich gern und mit Freude?

Selbsterforschung: Svadhyahya

Wie kann ich mich selbst besser kennenlernen? Wer bin ich, wenn alles Äußere wegfällt?
Was tue ich für meinen inneren Reifungsprozess? Was möchte ich noch lernen?

Vertrauen in eine höhere Kraft: Ishvara pranidhana

Vertraue ich dem Leben? Wer ist Gott für mich? Bin ich mir einer höheren Kraft in mir bewusst? Wo gehe ich hin, wenn mein Körper stirbt?

Fazit:

Sich mit den Yamas und Niyamas im Yoga zu beschäftigen, führt dazu, dass sich diese ersten zwei Glieder des Patanjali, die sich auf die Außenwelt beziehen, mehr im Inneren bewegen und sich das Leben dadurch innerlich ordnet.

Die Körper-, Atem- und Entspannungsübungen verhelfen dem Geist zu innerer Ruhe, so dass die Lebensregeln der Yamas und Niyamas innerlich reflektiert werden können.

Dies wirkt sich wohltuend auf die äußeren Lebensumstände aus und das Leben gelangt so mehr und mehr in die natürliche „ganzheitliche Lebensordnung"!

Gemäß dem geistigen Gesetz von Ursache und Wirkung besteht durch Yoga die Möglichkeit, in ein Gleichgewicht zwischen Innen- und Außenwelt zu gelangen.

Der Mensch erfährt Einklang mit sich und seiner Umwelt!

Yoga ermöglicht jedem Menschen, durch diesen ganzheitlich orientierten Übungsweg „in Ordnung" zu kommen und zu sein!

Mein Anliegen mit diesem Buch ist, eine Synthese zu schaffen zwischen der uralten Tradition des Yoga und den heutigen Bedürfnissen des westlichen Menschen.

Bezogen auf die unterschiedlichen Beschwerden der Menschen verbinde ich die Yamas und Niyamas mit der Analyse der Grundbedürfnisse des Menschen. Diese beziehe ich auf die verschiedenen Lebensbereiche.

Aufgrund dieser unterschiedlichen Erforschungs-Werkzeuge kann jede Person sehr schnell herausfinden, in welchen Bereichen ein Ungleichgewicht besteht, welches möglicherweise zu dem körperlichen Symptom geführt hat.

Nun ist der Weg frei, hinderliche Gewohnheiten und ungesunde Denk-, Sicht- und Verhaltensweisen zu erkennen und sie im Alltag zu verändern.

Anatomische und funktionelle Prinzipien

Wissenswertes rund um das Hüftgelenk

Das Hüftgelenk befindet sich im Becken in jeder der beiden Beckenschaufeln. Es besteht aus einer Pfanne, in dem der Oberschenkelkopf kugelförmig durch ein straffes Bandsystem gesichert ist.

Das Hüftgelenk ist als Kugelgelenk Dreh- und Angelpunkt in der Aufrichtung des Menschen. Es sorgt für die Bewegungsfreiheit der Beine, ist Voraussetzung für die Ausrichtung des Beckens und Aufrichtung der Wirbelsäule. Gleichzeitig wirkt es auf Knie und Füße ein, aber genauso auf die Beckenstatik und weiter darauf, wie die Wirbelsäule sich ausrichtet.

Beckenaufbau

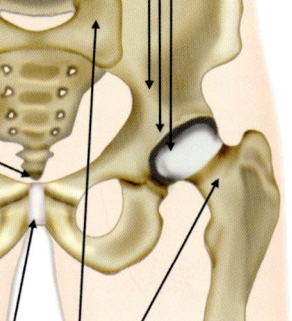

Lendenwirbel
Bandscheibe
Darmbein
Steißbein

Hüftgelenk
Hüftpfanne
Hüftkopf

Schambein
Schambeinfuge

Oberschenkelhals
Kreuz/Darmbein-Gelenk

Aufbau und Funktion des Hüftgelenks

Das Hüftgelenk besteht aus der Pfanne, die in der Beckenschaufel liegt. In der Pfanne ist der Oberschenkelkopf mit straffen Bändern befestigt, damit ein Auskugeln verhindert wird. Der Oberschenkelkopf ist wie eine Kugel geformt und damit in 3 Bewegungsrichtungen beweglich. Sowohl die Pfanne als auch der Oberschenkelkopf sind von einer elastischen Knorpelschicht überzogen. Diese verhindert bei Bewegungen die Reibung der Knochen gegeneinander und fängt wie ein Stoßdämpfer Druck auf die Knochen ab. Zwischen der Pfanne und dem Oberschenkelkopf befindet sich der Gelenkspalt, in dem die Gelenksflüssigkeit fließt und die Gefäße versorgt. Die Hüftgelenkspfanne wird an den Rändern durch eine faserknorpelige Lippe vergrößert. Eine stabile und dicke Kapsel umgibt den Oberschenkelhals, die Hüftpfanne und die knorpelige Lippe. Diese Kapsel besteht aus zwei Schichten.

Die äußere Schicht dient der Stabilität des Gelenks und ist mit den umliegenden Bändern verwachsen.

Die innere Schicht wird von einer Schleimhaut gebildet, die aus Blutgefäßen besteht und die Gelenkschmiere absondert.

Diese Gelenkflüssigkeit verhindert zusammen mit dem Knorpel die Reibung zwischen den Knochen während der Bewegung und führt gleichzeitig Nährstoffe zu.

Hüftgelenkspfanne

Oberschenkelkopf

Erhaltungsreize für eine gesunde Funktion des Hüftgelenks

Damit die Knorpelmasse und die Gelenkkapsel gut ernährt werden und sich fort-
während neu bilden können, brauchen sie sogenannte Erhaltungsreize.

Fehlen diese Erhaltungsreize nutzt sich die Knorpelmasse mehr ab, als sie sich wieder aufbaut.

Der regelmäßige Wechsel zwischen **unbelasteter** Bewegung und **Entlastung** bewirkt, dass mehr Gelenkflüssigkeit gebildet wird, die sowohl die Knorpelmasse als
auch die Kapsel ernährt. Dabei wird in der Bewegung die Gelenkschmiere in die
Knorpelmasse „eingeknetet".

Wichtig ist dabei auch, dass die benachbarten Gelenkflächen optimal übereinstim-
men, damit eine reibungsfreie Bewegung möglich wird. Da der Oberschenkelkopf
kugelförmig gebaut ist, brauchen wir hier Bewegungen in drei Richtungen, um
optimale Erhaltungsreize zu setzen.

Bewegungsrichtungen sind: vorwärts, rückwärts, seitwärts außen und innen, Dreh-
bewegungen.

Die Bewegungen werden von der umliegenden Muskulatur, den Sehnen und Bändern ausgeführt.

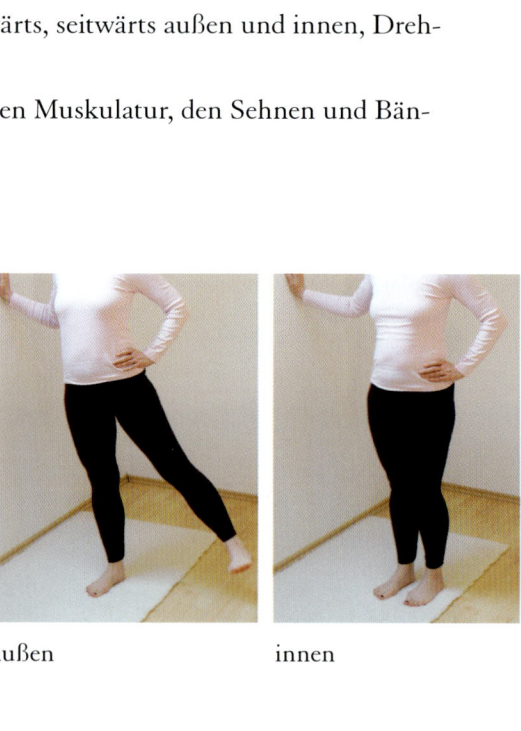

vorne   hinten   außen   innen

Auch die Muskulatur braucht gezielte Behandlung: Kraft, Ausdauer und Dehnung. Jedoch ohne Belastung! Weiter benötigt sie Reaktions- und Koordinationsreize. Bei mangelnder Bewegung erschlafft die Muskulatur oder verspannt und verkürzt sich. Dies wirkt sich wiederum ungünstig auf die Beweglichkeit des Oberschenkels im Hüftgelenk aus.

Wird die Muskulatur überbeansprucht, können die Muskeln sich verhärten oder verspannen. Die Ansatzstellen der Sehnen, die Verbindung zur Muskulatur haben, werden gereizt. Um das Gelenk befinden sich im Bereich der Sehnenansatzstellen Schleimbeutel, die das Gelenk schützen. Bei Überbeanspruchung können sich die Schleimbeutel entzünden und anschwellen. Der Raum zwischen den Knochen wird enger. Damit wird eine weitere übermäßige Bewegung verhindert.

Man kann sich das so vorstellen: Durch die verhärtete bzw. verkürzte Muskulatur wird der Abstand von den Sehnen zum Gelenk immer kleiner, die Zugspannung wächst, die Bewegung wird dadurch erschwert. Die Knochen gleiten nicht mehr übereinander. Es entsteht mehr Reibung.
Auch der Gelenkspalt zwischen den Knochen wird enger, weniger Gelenkschmiere kann fließen, es findet mehr Reibung zwischen den Knochen statt, die Knorpelmasse wird vermehrt abgenutzt, bis schließlich die Knochen aufeinander reiben!

Erkrankungen der Hüfte

Wenn die Hüfte schmerzt, kann das vielfältige Ursachen haben. Die häufigste Erkrankung ist die Hüft-Arthrose.
Das Wort „Arthrose" kann zweierlei Bedeutung haben:
1. Verschleiß
2. Ablagerung

Verschleiß

Wenn Schmerzen im Hüftgelenk auftreten, kann es sein, dass durch übermäßige Belastung oder Fehlhaltungen die Knorpelmasse so reduziert ist, dass bereits Reibung von Knochen zu Knochen stattfindet. Dies verschleißt natürlich das Gelenk und es entstehen Schmerzen bei Bewegungen, aber auch in Ruhe, weil die umliegenden Nerven und Schleimbeutel gereizt werden. Eingeschränkte Beweglichkeit bis hin zu einer steifen Hüfte sind die Folge und wichtige Symptome der Hüftarthrose.

Ablagerung

Durch Fehlstellungen des Oberschenkelkopfes im Gelenk oder dauerhafte Fehlbelastung kommt es vor, dass an bestimmten Stellen im Hüftgelenk zu wenig oder gar keine Bewegung stattfindet. Hier kann es dann zu Stoffwechsel- oder Kalkablagerungen kommen. Der Gelenkspalt verkleinert sich, Gelenkschmiere kann nicht mehr fließen und auch Ablagerungen werden nicht mehr abtransportiert. Insbesondere fehlt oft im Alltag die kugelförmige Drehbewegung im Hüftgelenk, so dass sich aus diesem Grund Ablagerungen im Gelenk bilden können.

Hüftgelenkentzündungen

Oft treten Gelenkschmerzen in der Hüfte auf, doch werden sie als Schmerzen in der Leiste geortet, die weiter in den Oberschenkel bis ins Knie oder ins Gesäß ausstrahlen. Die Ursache können Hüftgelenkentzündungen sein, die bakteriell oder rheumatisch bedingt sein können.

Hüftnekrose

Eine Hüftkopfnekrose bedeutet, dass Knochengewebe am Gelenkkopf geschrumpft ist oder insgesamt das Gelenk verformt ist. Auch hier treten Schmerzen auf, die sich oft entzündlich anfühlen.

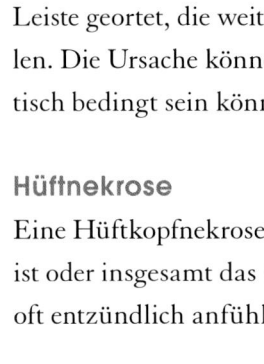
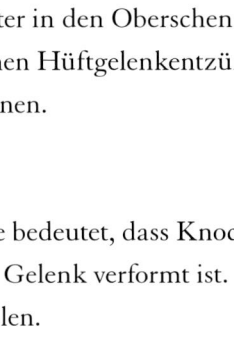
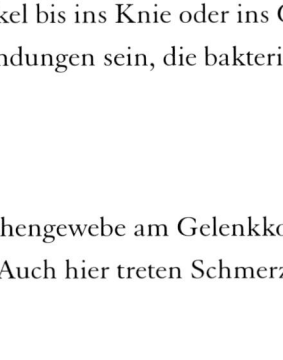
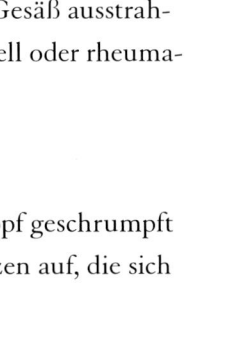

Impingement (Anstoßen oder Einklemmung)

Schmerzen im Hüftgelenk können auftreten, wenn durch Formveränderungen am Hüftgelenkskopf oder in der Hüftpfanne der Hals des Oberschenkelknochens beim Beugen oder Heranführen des Oberschenkels am vorderen Pfannendach anschlägt. Symptome sind Schmerzen tief in der Leiste, zunächst nur nach längerer Belastung wie z. B. Radfahren, aber auch beim Treppensteigen oder ganz allgemein beim Beugen des Hüftgelenkes oder Heranführen des Oberschenkels nach innen.

Andere Erkrankungen

Weitere Beschwerden im Hüftgelenk können ausgelöst werden durch Beckenfehlstellungen, durch Schleimbeutelentzündungen wegen Überbeanspruchung, durch Fehlstellungen der Beine oder durch Rückenleiden.

Aufbau des Beckens

Da die Hüftgelenke Teil des Beckens sind, beschreibe ich hier alles rund um das Becken. Ziel ist, den engen Zusammenhang zwischen Hüfte und Becken begreiflicher zu machen! Denn nichts funktioniert in unserem Körper für sich allein, sondern alle Körperteile bilden eine Einheit und hängen unmittelbar voneinander ab!
Insbesondere Fehlfunktionen oder Fehlstellungen des Beckens belasten die Hüftgelenke!

Das Becken ist eine Schale, in dem die Fortpflanzungs- und Ausscheidungsorgane liegen. Es besteht aus den beiden Beckenschaufeln, auch Hüftbeine oder Darmbein genannt, in

Beckenaufbau

Lendenwirbel
Bandscheibe
Darmbein
Steißbein

Hüftgelenk
Hüftpfanne
Hüftkopf

Schambein
Schambeinfuge

Oberschenkelhals
Kreuz/Darmbein-Gelenk

denen die Hüftgelenkspfannen liegen. Hinten sind die Beckenschaufeln mit dem Kreuzbein über das Iliosakralgelenk (Kreuzbein-Darmbein-Gelenk) verbunden. Vorne wird die Beckenschale über das Schambein mit der Schambeinfuge geschlossen.

Jede Beckenschaufel besteht aus 3 Knochen:

♦ dem Darmbein (der obere Bereich des Beckenrandes),
♦ dem Schambein und
♦ dem Sitzknochen.

Am Ende des Kreuzbeins sitzt das Steißbein. Beide, Kreuzbein und Steißbein, bestehen aus zusammengewachsenen Wirbeln, die ursprünglich den Schwanz des Vierbeiners darstellten. Kreuzbein und Steißbein sind Bestandteile der Wirbelsäule.

Aufgaben des Beckens

Das Becken verbindet die Beine mit dem Rumpf und verteilt das Gewicht des Oberkörpers gleichmäßig auf die beiden Beine. Es ist durch das Kreuzbein Teil der Wirbelsäule, trägt das Gewicht des Oberkörpers, hilft bei der Aufrichtung des Menschen und durch die dreidimensionale Beckenbeweglichkeit sorgt es für die präventive Gesundheit der Bandscheiben und Wirbelkörper. Das Becken ist Wohnort für die Fortpflanzungs- und Ausscheidungsorgane und hält die Organe beweglich und gesund. Der Zusammenhang vom Becken zum Hüftgelenk ergibt sich aus dem Aufbau und den Aufgaben des Beckens, weil das Hüftgelenk Bestandteil der Beckenschaufel ist.

Das Becken ist dreidimensional beweglich. Das bedeutet, dass es sich um die Querachse „kippen" kann. Hier findet die Vor- und Rückbewegung des Beckens statt.

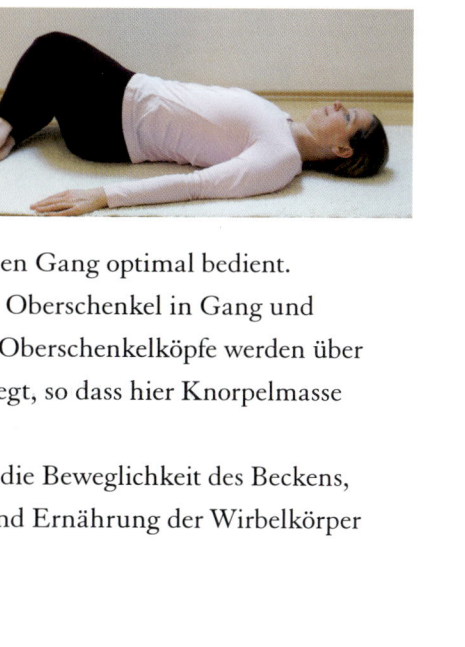

Die Seitwärtsbewegung des Beckens zieht die Beckenschaufel nach oben in Richtung Achselhöhle und unten in Richtung Knöchel.

Die Drehbewegung dreht das Becken nach links und rechts.

Alle drei Bewegungsrichtungen werden im natürlichen Gang optimal bedient. Durch die Beweglichkeit des Beckens setzen sich die Oberschenkel in Gang und sorgen für den Erhaltungsreiz des Hüftgelenks. Die Oberschenkelköpfe werden über die Beckenbewegung in der Hüftgelenkspfanne bewegt, so dass hier Knorpelmasse ernährt wird.

Weiterhin sorgt die koordinierte Gangbewegung für die Beweglichkeit des Beckens, die wiederum Voraussetzung ist für die Bewegung und Ernährung der Wirbelkörper und Bandscheiben.

Muskulatur rund um Becken und Hüftgelenke

Die Bewegungen für die Hüftgelenke können einerseits über die dreidimensionale Beckenbeweglichkeit ausgelöst werden, andererseits über die Bewegung der Beine erfolgen.

Umgesetzt werden die Bewegungen von der Muskulatur rund um das Becken. Auch die Muskulatur braucht eine koordinierte und funktionelle Behandlung, damit sie förderlich auf die Hüftgelenke einwirkt.

Dazu ist wichtig zu wissen, wie die Muskulatur „kettenförmig" miteinander agiert, um bestmögliche Stabilisierung und koordinierte Körperaufrichtung zu erhalten. Prinzip der „Muskelketten" von unten nach oben:

- Großzehenballen dreht nach innen (Muskulatur des Quergewölbes im Fuß)
- Ferse dreht nach außen (Längsgewölbe und Schienbeinmuskulatur)
- Unterschenkel dreht nach innen
- Oberschenkel dreht nach außen

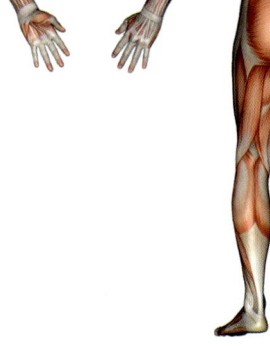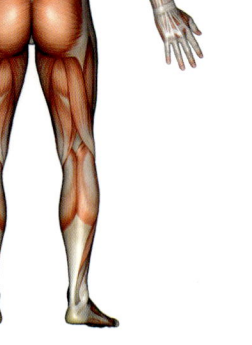

Funktion der Becken- und Hüftmuskeln

Beckenbodenmuskulatur:

Sie hat über die innere und mittlere Schicht Verbindung zu den Hüftgelenken, fungiert als Außendreher für die Oberschenkel und hält das Becken in der Aufrichtung. Diese Muskulatur neigt oft zur Abschwächung und verhindert so eine gute Beckenaufrichtung und Stabilisierung der Oberschenkelknochen in den Hüftgelenken.

Aufgabe: Die mittlere und innere Schicht müssen gekräftigt werden, damit die Oberschenkeldrehung nach außen unterstützt wird.

Beckenbodenmuskulatur Gesamtansicht

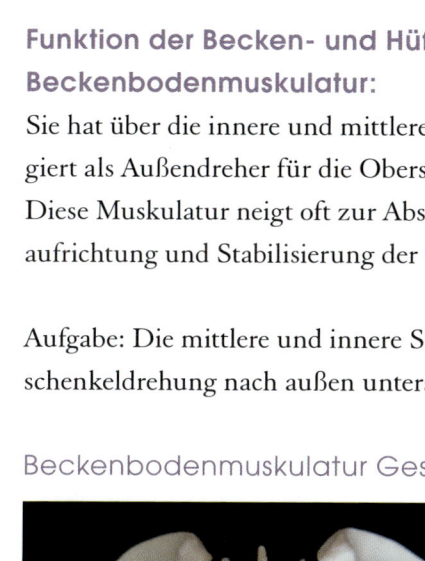

Mittlere Schicht der tiefen Beckenbodenmuskulatur

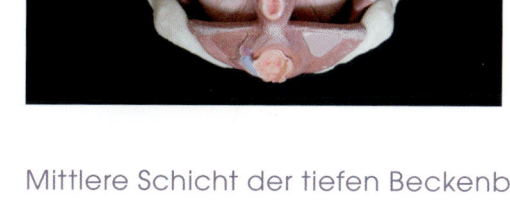

Beckenbodenmuskulatur zeichnerisch dargestellt

Aktivierung der mittleren Schicht
Sitzknochen zueinander schieben.

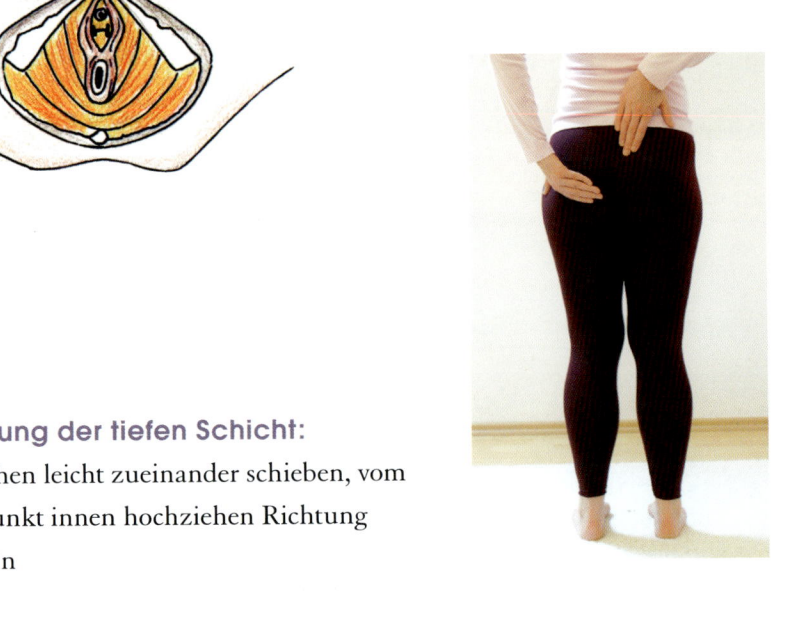

Innere Schicht der tiefen Beckenbodenmuskulatur

Aktivierung der tiefen Schicht:
Sitzknochen leicht zueinander schieben, vom Dammpunkt innen hochziehen Richtung Kreuzbein

Lenden-Darmbeinmuskel: Ilio-Psoas

Funktion:

Das ist der tiefste Beckenmuskel, der den Rumpf mit den Beinen verbindet, gleichzeitig der stärkste Hüftbeuger. Er bewegt das Bein nach vorne, kann aber auch den Oberkörper aus der liegenden Position aufrichten.

Dieser Muskel neigt oft zur Verkürzung, weil z. B. in einer längeren Sitzhaltung das Bein in einer künstlichen „Dauerbeugung" gehalten wird. Wenn ich wieder aufstehen möchte, verhindert diese Verkürzung die Streckung im Hüftgelenk. Als Folge wird das Becken als Ausweichbewegung in ein Hohlkreuz gezogen.

Aufgabe: Der Ilio-Psoas sollte regelmäßig gedehnt werden

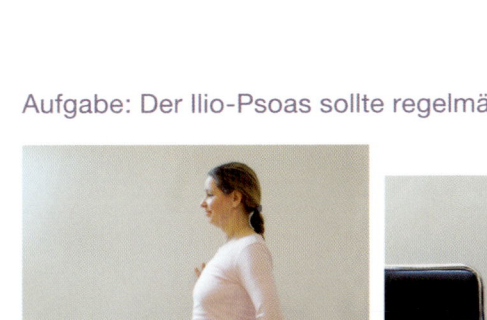

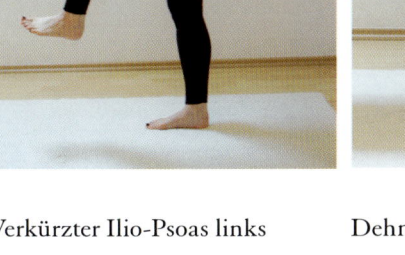

Verkürzter Ilio-Psoas links   Dehnung des Ilio-Psoas links

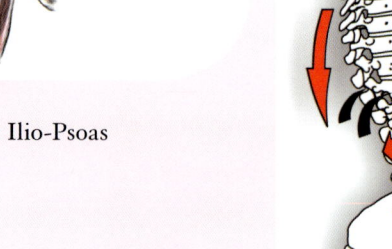

Zeichnung: Ilio-Psoas

Auswirkung eines verkürzten Psoas

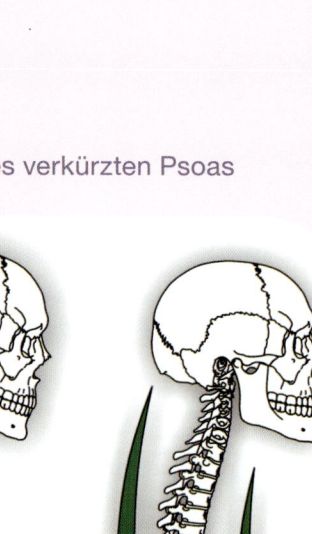

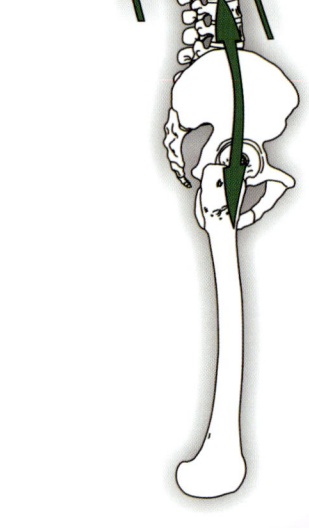

verkürzter Ilio-Psoas

gedehnter Ilio-Psoas

Gesäßmuskeln

Der große Gesäßmuskel sorgt für die Streckung des Beins aus dem Hüftgelenk und dreht das Bein nach außen.

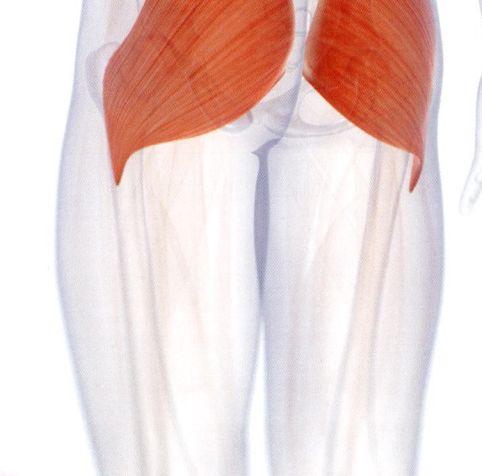

Mittlerer und kleiner Gesäßmuskel

Diese Muskeln heben das Bein zur Seite und stabilisieren das Becken. Auf einem Bein stehend verhindern sie, dass das Becken zur Seite sinkt.

Diese Muskeln liegen unter dem großen Gesäßmuskel.

Die Gesäßmuskeln sind oft abgeschwächt, dadurch werden die Streckung im Hüftgelenk und die Beckenaufrichtung erschwert.

Aufgabe: Kräftigen

Auf einer Treppenstufe oder Erhöhung das Bein tief sinken lassen und vom Becken ausgehend das Bein wieder in die Ausgangsposition bringen.

Der Gesäßmuskel des Standbeins spannt sich dabei gut an!

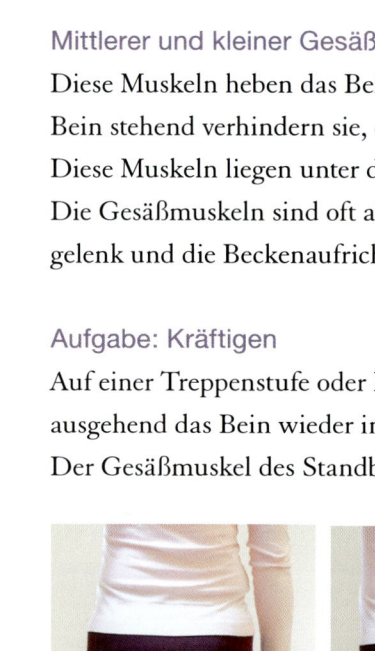
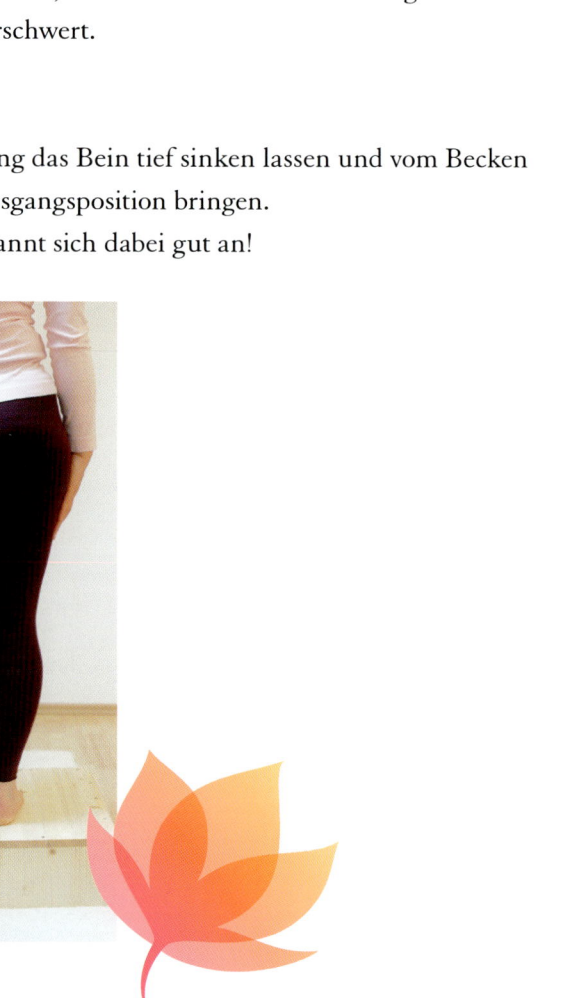

Tiefe Außenroller, Birnenförmiger Muskel (Piriformis):

Diese bestehen aus einer Reihe kleiner, relativ kurzer Muskeln, die alle an der Rückseite des großen Rollhügels des Oberschenkelknochens ansetzen und zum Beckengürtel ziehen. Sie haben alle die Aufgabe, den Oberschenkel nach außen zu ziehen.

Vor allem der Birnenförmige Muskel (Piriformis) dreht den Oberschenkel nach außen. Er spielt eine große Rolle bei der Stabilisierung des Oberschenkels im Hüftgelenk. Er kann seine Funktion umdrehen: Wenn eine Beugung des Beins über 60° erfolgt, kehrt sich seine Drehrichtung um und er wird zum Einwärtsdreher, so dass der Oberschenkel nach innen dreht.

Der Piriformis neigt oft zur Verkürzung, das Bein kann leichter in der Fehlstellung bleiben, so dass der Oberschenkel mehr nach innen als nach außen dreht.

Weiterhin kann er auf den Ischias-Nerv drücken und Schmerzen im Gesäß und in der Hüfte auslösen.

Aufgabe: Piriformis dehnen

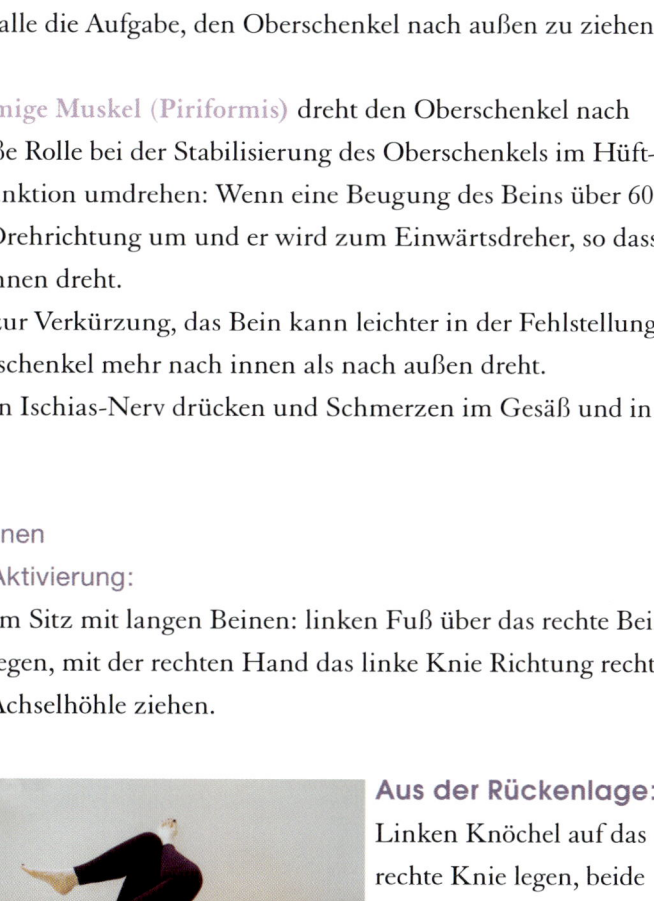

Aktivierung:
Im Sitz mit langen Beinen: linken Fuß über das rechte Bein legen, mit der rechten Hand das linke Knie Richtung rechter Achselhöhle ziehen.

Aus der Rückenlage:
Linken Knöchel auf das rechte Knie legen, beide Beine an den Oberkörper ziehen.

Schenkelanzieher (Adduktoren)

Diese Muskelgruppen sind für die Beugung der Beine verantwortlich, entspringen alle am Schambein bzw. Sitzknochen und setzen an der Innenseite des Oberschenkels an.

Sie ziehen das Bein zur Körpermitte heran (Adduktion) und beugen fast alle das Bein im Hüftgelenk. Wenn die Hüfte zu stark gebeugt wird (über 60 °) dreht sich die Beugefunktion um und sie werden zu Streckern.

Diese Muskelgruppe neigt oft zur Verkürzung, dadurch wird das seitliche Abspreizen der Beine erschwert. Diese Bewegung kommt im Alltag kaum vor, so dass sie für das Hüftgelenk als Erhaltungsreiz fehlt.

Aufgabe: Dehnen

Aktivierung im Stehen:

Im Stand: Bein abspreizen und wieder heranziehen: Adduktion

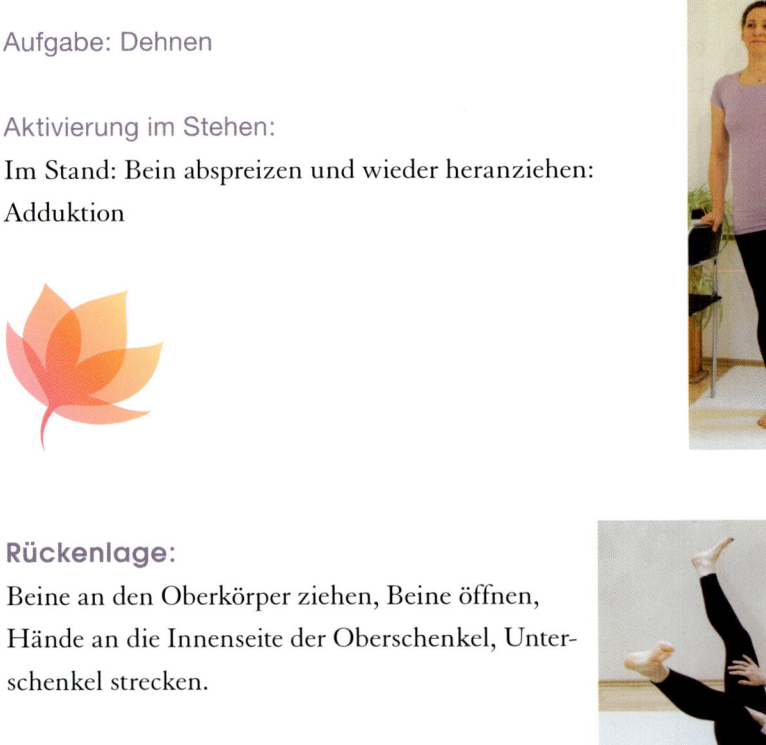

Rückenlage:

Beine an den Oberkörper ziehen, Beine öffnen, Hände an die Innenseite der Oberschenkel, Unterschenkel strecken.

Oberschenkelmuskeln

Schenkelbindenspanner:

Dieser entspringt vorne am Darmbein und zieht nach unten zur Außenseite des Oberschenkels und verläuft von der Hüfte bis zur Außenseite des Schienbeinkopfes. Er geht über in die Oberschenkelbinde, die die Muskulatur an der Außenseite des Beins bildet.

Er ist an der Innendrehung und dem Abspreizen (Abduktion) des Beins beteiligt.

Er fixiert den Oberschenkelkopf in der Hüftgelenkspfanne und wirkt zusammen mit der Schenkelbinde wie ein Zuggurt, der die Bruchgefahr des Oberschenkels verhindert.

Er ist oft abgeschwächt, weil die Abspreizung der Beine im Alltag zu wenig geschieht und wir im Lauf des Lebens verlernen, das Becken im Gang zu aktivieren. Dadurch kann das Becken oft nicht in seiner Position gehalten werden. Insbesondere bei Gleichgewichtshaltungen oder im Stand auf einem Bein sinkt das Becken auf der Seite nach unten.

Aufgabe: Kräftigen

Aktivierung:

a) Auf einer Treppenstufe stehen, die Beckenseite des schwebenden Beins auf und ab bewegen.

b) Im Stand das Bein seitlich abspreizen.

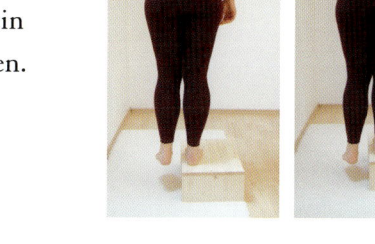

Schneidermuskel:

Er entspringt am unteren Bereich der Beckenschaufel und verläuft schraubenför-
mig über die Vorderseite des Oberschenkels, setzt dann am inneren Schienbeinkopf
an. Er heißt Schneidermuskel, weil er das Bein in den sogenannten „Schneider-
sitz" bewegt. Er beugt das Hüftgelenk und unterstützt die Außenrotation und das
Abspreizen (Abduktion) des Beins. Im Kniegelenk unterstützt er die Beugung und
Innendrehung.

Dieser Muskel kann Schmerzen in der Leiste und im Hüftgelenk auslösen, weil der
Oberschenkel durch eine mögliche Fuß- und Beckenfehlstellung überwiegend nach
innen dreht. Er verkürzt bzw. verspannt sich und drückt auf tiefliegende Blutgefäße
und Nerven, die den Oberschenkel versorgen. Weiter führt eine Verkürzung dazu,
dass die Kniescheibe zu sehr nach außen gezogen wird und Schmerzen hinter der
Kniescheibe auslösen können.

Aufgabe: Lockern und Dehnen

Aktivierung:

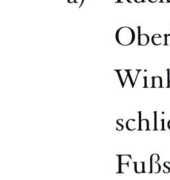

a) Rückenlage: Beine an den
Oberkörper ziehen, in den rechten
Winkel bringen, Beine öffnen und
schließen, geöffnet halten, die
Fußsohlen zusammenbringen.

Oder

b) Rückenlage: Füße vor dem Gesäß
aufgestellt, Knie nach außen bringen,
Fußsohlen zusammenlegen, Knie öffnen
und schließen.

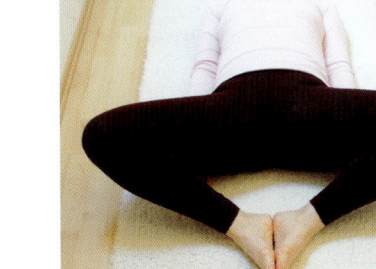

Vierköpfiger Oberschenkelmuskel:

Er besteht aus 4 Teilen, die alle oberhalb des Knies zusammenlaufen und über die Kniescheibe mit einer kräftigen Sehne vorne am Schienbein ansetzen.

Gerader Schenkelmuskel:

Nur der gerade Schenkelmuskel zieht als einziger Teil sowohl über das Hüftgelenk als auch über das Kniegelenk. Er kommt vom unteren Teil der Beckenschaufel (Darmbeinstachel). Er ist an der Beugung des Hüftgelenks beteiligt.

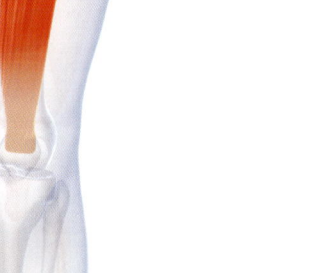

Gerader Schenkelmuskel (rectus femoris)

Alle anderen Teile des vierköpfigen Oberschenkelmuskels sorgen für die Streckung des Knies.

Alle Anteile sind oft verkürzt und verspannt, weil im Gehen diese Muskeln ständig aktiv sind. Das Bein wird im Gang aus dem Oberschenkel bewegt. Dabei muss das Hüftgelenk sich beugen.

Aufgabe: Lockern und Dehnen

Aktivierung:

Dehnung des vierköpfigen Oberschenkelmuskels

Stand: sich an der Wand festhalten, zuerst Oberschenkel beugen, nach hinten bringen, mit der Hand das Fußgelenk fassen und das Bein nach hinten ziehen.

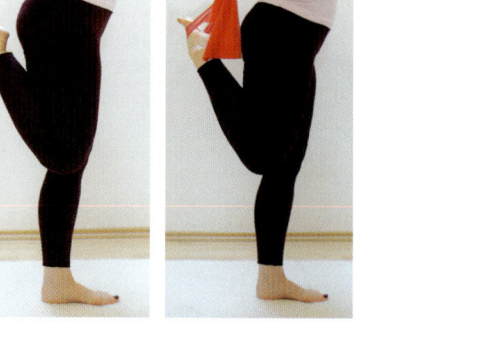

Oder:

Mit einem Gurt helfen, falls die Hand das Fußgelenk nicht fassen kann.

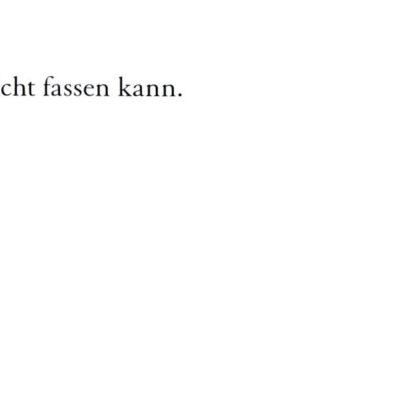

Hintere Oberschenkelmuskulatur

Diese verbindet die Sitzknochen mit den Unterschenkelknochen, funktioniert für das Hüftgelenk als Strecker und zieht das Bein heran (Adduktion).

Die Muskulatur ist mangels laufender Beanspruchung oft verkürzt. Insbesondere langes Sitzen auf Stühlen bewirkt, dass diese Muskulatur verspannt und verkürzt. Eine Streckung im Hüftgelenk wird erschwert, wenn diese Muskeln zu kurz sind. Das sorgt oft für Rückenleiden, weil bei verkürzten hinteren Oberschenkeln sich der Rücken runden muss und somit die Bandscheiben besonders im Lendenwirbelbereich extrem gefordert sind!

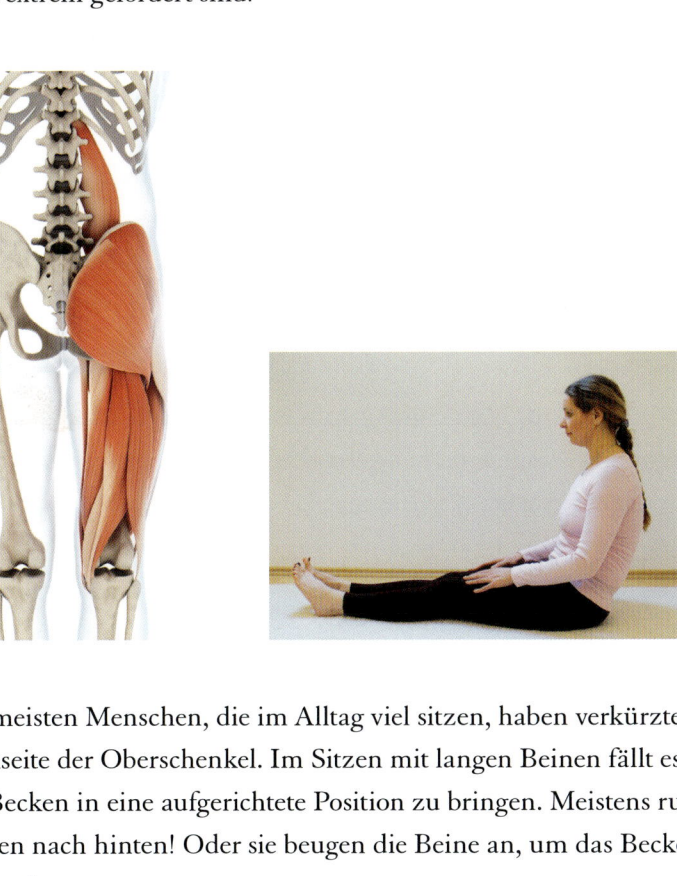

Die meisten Menschen, die im Alltag viel sitzen, haben verkürzte Muskeln an der Rückseite der Oberschenkel. Im Sitzen mit langen Beinen fällt es ihnen sehr schwer, das Becken in eine aufgerichtete Position zu bringen. Meistens rundet sich das Becken nach hinten! Oder sie beugen die Beine an, um das Becken aufrichten zu können!

Aufgabe: Lockern und Dehnen

Aktivierung:
Aus der Rückenlage das rechte Bein an den Oberkörper ziehen, in den rechten Winkel bringen, der Oberschenkel steht senkrecht nach oben. Von hier aus den Unterschenkel mehrmals strecken und beugen, dann den Unterschenkel gestreckt oben halten und die Ferse aus dem Fußgelenk verlängern

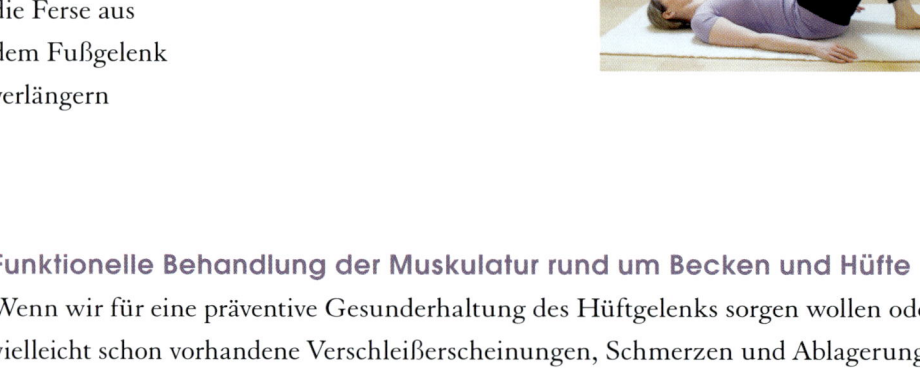

Funktionelle Behandlung der Muskulatur rund um Becken und Hüfte

Wenn wir für eine präventive Gesunderhaltung des Hüftgelenks sorgen wollen oder vielleicht schon vorhandene Verschleißerscheinungen, Schmerzen und Ablagerungen im Gelenk verbessern wollen, ist es wichtig zu wissen, dass wir Bewegungen rund um das Hüftgelenk ausführen müssen.

Wie schon im vorderen Bereich des Buches ausgeführt, geht es darum, für die Kapsel, Knorpel, Sehnen und Bänder entsprechende Erhaltungsreize zu setzen. Dies dient der Ernährung und dem Aufbau von Knorpelmasse.

Für die Muskulatur braucht es drei Grundprinzipien, um optimale Erhaltungsreize zu setzen:

1. Lockerung (Mobilisierung)
2. Kräftigung, für die verbesserte Durchblutung der Muskeln
3. Dehnung, um die Muskeln wieder elastisch zu machen und mehr Raum im Gelenk zu schaffen, damit mehr Gelenkflüssigkeit fließen kann und in die Knorpelmasse „eingewalkt" wird

In meinen Kursen, Seminaren sowie in der Einzelarbeit hat sich eine sehr effektive Form der funktionellen Behandlung bewährt, insbesondere um Beschwerden in den Hüftgelenken günstig zu beeinflussen:

In den Übungsstunden gilt das Prinzip:

MOBILISIEREN – KRÄFTIGEN – DEHNEN.

So wird jedes Asana/jede Übung entsprechend der aktivierten Muskulatur

♦ zunächst im Atemrhythmus (AR) mehrmals wiederholt,
♦ während der dynamischen Wiederholung wird Kraft aufgebaut,
♦ in der statischen Phase wird ein Zug- und Gegenzug aktiviert.

Beispiel:

Mobilisierung, Kräftigung und Dehnung der rückwärtigen Oberschenkelmuskulatur

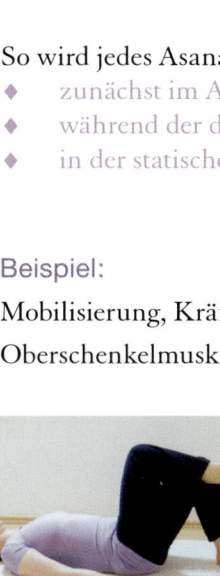 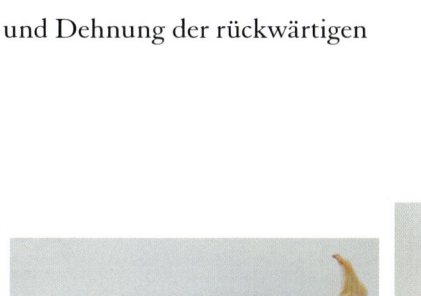 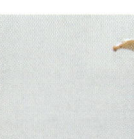

Vorbereitung:

Rückenlage, rechtes Bein im rechten Winkel anwinkeln, der Oberschenkel zeigt senkrecht nach oben. Zwischen Leiste und Beckenknochen ist eine kleine Lücke, so dass der Oberschenkelknochen nicht gegen den Beckenknochen stößt:

- im Atemrhythmus das angewinkelte Bein mehrmals nach vorne strecken und wieder heranziehen,
- im Atemrhythmus den Unterschenkel über die Ferse mehrmals nach oben strecken und wieder beugen,
- dann mit Kraft: als ob ich etwas Schweres nach oben schieben wollte,
- danach das Bein nach oben strecken, die Ferse weit nach oben dehnen,
- die rechte Beckenhälfte als Gegenzug Richtung Boden drücken, die beiden Sitzknochen werden dabei leicht zusammengezogen.
- Diese Position wird einige Atemzüge beibehalten und anschließend langsam wieder aufgelöst.
- Danach dem Körper einige Atemzüge Ruhe schenken, damit er die Wirkungen absorbieren kann.

Wirkung:

Tiefere Atmung, mehr Sauerstoffangebot, verbesserte Durchblutung, Wärme rund um die Gelenke, Pulsieren, Strömen und Entspannung stellen sich ein.

Ziel:

Sowohl die Muskulatur rund um das Fußgelenk als auch um das Kniegelenk werden gedehnt, so dass im Gelenkspalt mehr Raum entsteht. Die Hüftstreckung wird erleichtert. Nach der Dehnung fließt dort entsprechend mehr Blut und sorgt für Ernährung und die Entstehung neuer Knorpelmasse und Gelenkflüssigkeit.

Bedürfnisse erforschen

Deine Grundbedürfnisse sind in Deinem Gehirn fest verankert und steuern Deine Gefühle und täglichen Handlungen, ohne dass Du bewusst erklären kannst, warum Du so handelst.

Beispiel: Wenn Du schon einmal versucht hast, Dein Gewicht zu reduzieren und abzunehmen, kennst Du sicherlich die Situation:

Du hast Dir vorgenommen, auf Süßigkeiten zu verzichten und Dich täglich zu bewegen.

Vielleicht hältst Du das 2 Tage durch und am 3. Tag kannst Du nicht anders:

Es regnet, der Tag ist grau in grau und Du findest vielerlei Gründe, warum Du jetzt nicht früh aufstehst, Dich in Deine Jogging-Klamotten schwingst und Deine Runde läufst.

Genauso geht es Dir beim Frühstück: Das Croissant im Brotkorb lässt das Wasser im Mund zusammenlaufen und Du wirfst all Deine Vorsätze über den Haufen. Du nimmst das Croissant, streichst Dir noch leckere Marmelade oben drauf und isst es gierig auf!

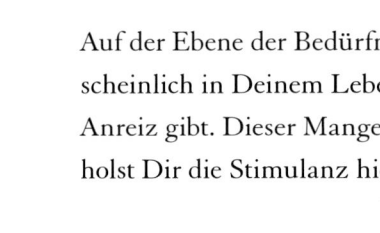
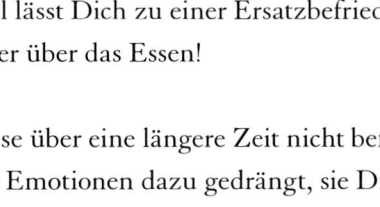
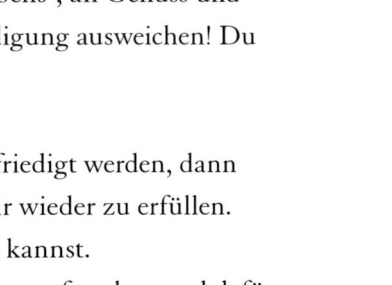

Auf der Ebene der Bedürfniserforschung wirst Du hier ferngesteuert, weil es wahrscheinlich in Deinem Leben einen Mangel an „Süße des Lebens", an Genuss und Anreiz gibt. Dieser Mangel lässt Dich zu einer Ersatzbefriedigung ausweichen! Du holst Dir die Stimulanz hier über das Essen!

Wenn die Grundbedürfnisse über eine längere Zeit nicht befriedigt werden, dann wirst Du durch bestimmte Emotionen dazu gedrängt, sie Dir wieder zu erfüllen. Das ist wie ein Automatismus, gegen den Du nichts machen kannst.

Daher tust Du gut daran, die Grundbedürfnisse regelmäßig zu erforschen und dafür Sorge zu tragen, dass sie auch erfüllt werden.

I. Grundbedürfnisse auf der körperlichen Ebene:

Diese Bedürfnisse dienen zunächst dem Überleben und haben oberste Priorität:

- Atmung
- Essen und Trinken
- Wasserlassen und Stuhlgang
- Bewegung
- ausreichend Schlaf
- Wärme- und Kälteschutz
- Sauberkeit und Hygiene

II. Grundbedürfnisse auf emotionaler Ebene:

Diese Grundbedürfnisse werden von Emotionen gesteuert und erzeugen bestimmte Verhaltensweisen, damit sie erfüllt werden. Dazu gehören:

1. Stabilität, Sicherheit, Gleichgewicht
2. Anreiz, Antrieb, Stimulanz
3. Selbstbestimmung, Dominanz, Macht

III. Grundbedürfnisse auf seelisch Ebene:

1. Nähe, Verbindung
2. Wachstum, Entwicklung, Ausdehnung
3. Selbstverwirklichung, unterstützen, geben, dienen
4. Sinnfindung und Sinnerfüllung

Bedürfnisse verstehen

Grundbedürfnisse der emotionalen Ebene

1. Stabilität/Sicherheit/Gleichgewicht:

Für mich gehören zu diesem Oberbegriff Attribute und Werte wie Halt, Geborgenheit, Familie, Verlässlichkeit, Vertrauen, Natur, Heimat, Moral, Disziplin, Fleiß.

Wenn ich dieses Grundbedürfnis auf mein Hüftgelenk übertrage, geht es hier konkret um den Halt und die Sicherheit, die von meiner inneren Basis ausgeht! Eine gesunde Basis und funktionierende Hüftgelenke zeigen mir, dass ich mich geerdet fühle. Ich fühle ein tiefes Vertrauen dem Leben gegenüber, dass es mich in allen Lebenssituationen trägt!
Bin ich gut angekommen in meiner „Beckenbasis", hat das Hüftgelenk guten Halt. Die Beine sind fest verankert in den Beckenschaufeln!

2. Anreiz/Antrieb/Stimulanz:

Für mich bedeuten diese Begriffe die Sehnsucht nach Abwechslung, Spaß, Flexibilität, Genuss, Träumen, Lernen, Sinnlichkeit, Geselligkeit, Kreativität, Spontanität, Abenteuer, Neugier, Fantasie, Träume, Humor, Leichtigkeit, Veränderung.

Diese Sehnsucht nach Stimulanz, Anreiz und Antrieb ist fest in uns angelegt, weil unser ganzes Wesen sonst stagnieren würde. Und nichts ist schlimmer für einen Menschen, als wenn sein Geist und Körper nicht mehr herausgefordert werden!

In Bezug zum Hüftgelenk kann es sein, dass ich über einen längeren Zeitraum diesem Bedürfnis zu wenig Raum gegeben habe. Spaß, Abwechslung, Genuss und Abenteuer fehlen möglicherweise in meinem Leben, weil ich Angst davor habe, Neues auszuprobieren. Eventuell hindern die äußeren Umstände mich daran, weil ich zu pflichtbewusst bin, ständig arbeiten muss oder die Bedürfnisse der anderen wichtiger sind als meine eigenen?

3. Selbstbestimmung/ Dominanz und Macht:

Diese Worte drücken für mich Folgendes aus:

Verantwortung für mich zu übernehmen, eigenständig meine Entscheidungen treffen zu können, meine eigene Meinung zu vertreten, meine Bedürfnisse zu verbalisieren, meine Werte zu definieren und sie auch zu leben, zu erkennen, was für mich wichtig ist, aufzuhören, mich anzupassen und unterzuordnen. Ich assoziiere damit, meinen Weg zu finden und ihn konsequent zu gehen, meine eigenen Talente und Fähigkeiten zu erkennen, sie wertzuschätzen, sie zu entfalten und sie so zu feilen, dass ich sie in Meisterschaft und Exzellenz umsetzen kann.

Wenn ich mich machtvoll fühlen kann, schenkt es mir Selbstbewusstsein und Selbstsicherheit.

Ich bin eigenständig, entscheidungsfreudig, mutig und stolz auf das, was ich selber bin und erreiche. Ich fühle mich frei, machtvoll und zufrieden!

Wenn dieses Bedürfnis unerfüllt ist, dann fühle ich mich hilflos und ohnmächtig, ängstlich, gefangen, fremdbestimmt und ausgebremst. Meine Hüfte spiegelt möglicherweise diesen innerlichen Zustand, indem sie mich am Gehen hindert und schmerzt

Grundbedürfnisse der seelischen Ebene:

Es gibt außer den drei Grundbedürfnissen wie Stabilität, Anreiz und Selbstbestimmung noch verfeinerte Grundbedürfnisse, die auf einer tieferen Ebene als der Außenwelt bedient werden müssen und die ebenfalls Gedanken, Gefühle und Handlungen stark beeinflussen und steuern. Diese sind:

1. **Nähe und Verbindung** die mit Stabilität und Sicherheit gekoppelt sind
2. **Wachstum, Entwicklung, Ausdehnung** die dem Anreiz-Bedürfnis zugeordnet werden
3. **Selbstverwirklichung, unterstützen, geben und dienen,** welche zum Selbstbestimmungs- und Dominanz-Bedürfnis gehören
4. **Sinnfindung und Sinnerfüllung**

Wie Du diese seelischen Bedürfnisse befriedigen kannst:

1. Nähe und Verbindung

Wenn ich mich selbst erforsche, was diese Worte für mich auf einer tieferen Ebene bedeuten, dann fällt mir Folgendes dazu ein:

Ich als Mensch bin ein „Beziehungswesen". Allein könnte ich auf dieser Welt nicht wirklich erfüllt leben. Zum einen bin ich bereits als kleines Baby auf mein Umfeld angewiesen. Ich brauche Nähe und Zuwendung von meinen Eltern, um mich sicher und geborgen zu fühlen. Ohne körperliche Nähe und Wärme wäre ich nicht lebensfähig.

Wenn ich älter werde und meine Antennen mehr nach außen richte, werde ich auch hier nach Verbindung zu anderen suchen.

Ich sehne mich nach Verständnis, Anerkennung und Zuwendung.

Um diese Sehnsucht erfüllt zu bekommen, richte ich meine Aufmerksamkeit im Außen darauf, was es braucht, damit ich im Gruppengefüge „dazugehöre"!

Meine Sinne verfeinern sich für die Verhaltensweisen der anderen in meinem Umfeld und es kann sein, dass ich die Gedanken, Ansichten, Gewohnheiten und Verhaltensweisen der anderen übernehme, um deren Unterstützung und Anerkennung zu erhalten.

Das Sehnen nach Liebe und Anerkennung zieht sich oft durch das ganze Leben und prägt meine Handlungsweisen, damit ich möglichst von vielen Menschen in meinem Leben akzeptiert und gemocht werde.

Es entscheidet darüber, wie ich mich und meine anderen Bedürfnisse wahrnehme und ihnen nachgehe.

Ein gutes Beispiel ist, immer auf die anderen zu schauen, um herauszufinden, was sie brauchen und was ich ihnen geben kann, damit sie mich lieben.

Dann habe ich den Fokus aber nicht auf mich und meine Bedürfnisse, sondern ich nutze die Bedürfnisse der anderen. Es kann sein, dass ich mich selbst völlig vernachlässige. Das kann zu erheblichen Störungen und Krankheiten führen.

> Auf das Hüftgelenk bezogen, verfolge ich eventuell den Weg der anderen und gehe nicht für meine eigenen Bedürfnisse und Wünsche!

Vielleicht habe ich als Kind nie wirkliche Nähe und Geborgenheit erfahren und bin darauf angewiesen, dass diese Sehnsucht nach Nähe und Liebe im Außen erfüllt wird.

Das jedoch wird immer eine Leere in mir hinterlassen, weil diese Sehnsucht nach Liebe, Nähe, Verbindung eher aus einer viel tieferen Ebene kommt, die ich hier „Seelenebene" nennen möchte!

Zunächst gilt es wahrzunehmen, wie ich diese Bedürfnisse nach außen verlagert habe, um sie dann auf die innere Ebene zu transportieren.

Diese Bedürfnisse nach Nähe und Liebe rufen danach, von innen her erfüllt und befriedigt zu werden.

Es geht konkret um die Nähe und Verbindung zu mir selbst und die eigene „Selbst-Liebe", die erfüllt werden möchte!

Sobald mir dies bewusst ist, kann ich mich fragen:

Was ist mit der Verbindung zu mir selbst und zu meiner inneren Stimme, die ich auch „innere Führung" oder „Wahres Selbst" nennen könnte?

Wie nah bin ich mir selbst?

Kenne ich mich selbst?

Kenne ich meine Stärken und Talente?

Liebe und akzeptiere ich mich selbst?

Da diese Fragen oft als egoistisch oder narzisstisch ausgelegt werden, habe ich für mich die Worte „mich" und „mir" ersetzt durch „mein Selbst".

Ich kann auch fragen:

Wie nah bin ich meinem Selbst?

Kenne ich mein Selbst?

Liebe und akzeptiere ich mein Selbst?

Was braucht mein Selbst, damit es erfüllt ist?

Gehe ich den Weg meines Selbst? Welchen Weg hat mein Selbst für mich vorgesehen?

Diese Fragen verlagern die Aufmerksamkeit auf die innere Ebene und erreichen, dass ich zunächst dafür sorge, wie ich das, was mein Selbst gerade braucht, selber erfüllen kann.

Das macht mich unabhängig von der Anerkennung und Liebe im Außen und bewirkt Selbst-Sicherheit, Selbst-Bewusstsein, Selbst-Vertrauen. Die Bedürfnisse nach Selbstliebe und Sicherheit werden auf der inneren Ebene gestillt!

Aus der Sichtweise des „Selbst" bekommen die anderen drei Grundbedürfnisse wieder eine andere Bedeutung, da sie ebenfalls von innen heraus befriedigt werden.

Die Charakterstärke „Selbstsicherheit" lässt mich wahrhaftiger und authentischer agieren. Ich erfahre, dass mein Sicherheitsbedürfnis nicht abhängig ist von materieller Sicherheit! Genauso wie ein starkes Selbstbewusstsein kreativ aus sich heraus Anreiz erfährt, ohne den Kick im Außen zu brauchen. Gleichzeitig wird durch ein gesundes Selbstbewusstsein die Selbstliebe gestärkt. Hier schließt sich der Kreislauf wieder!

2. Wachstum, Entwicklung, Ausdehnung:

Ich verstehe diese Bedürfnisse, bezogen auf mein Inneres, folgendermaßen:
Mein Körper ist die Hülle meines inneren Wesens, oder anders ausgedrückt, meines Wahren Selbst.
Dieser Körper bedient sich der fünf Sinne, um wahrzunehmen, was im Außen geschieht. Der Verstand analysiert und setzt die Gedanken und Gefühle in Handlungen um. Der Körper identifiziert sich mit der Persönlichkeit, „Ich" genannt, und fühlt sich getrennt und begrenzt auf das Außen!
Lege ich die Wahrnehmung jedoch auf mein inneres Erleben, kann ich erkennen, dass hier keine wirklichen Grenzen existieren. Ich kann meine Gedanken und Gefühle unbegrenzt ausdehnen. Mir erschließt sich die Welt der Fantasie und unbegrenzten Möglichkeiten. Mein Bewusstsein kann sich über die Grenzen des Verstandes ausdehnen!

Durch das Studium der Yogaschriften und geistigen Gesetzmäßigkeiten kam ich zu der Erkenntnis, dass meine Gedanken und Vorstellungsbilder meine Gefühle erschaffen, die wieder Handlungen nach sich ziehen. Damit erschaffe ich selber das, was ich im Außen erlebe.
Allein die Anwendung und Aufmerksamkeit auf dieses geistige Gesetz bewirkt in mir eine innere Entwicklung.
Damit ist es mir nicht mehr möglich, die Verantwortung an andere abzugeben!

Er ist schuld / sie sind schuld

Sobald ich die Verantwortung, was mit mir geschieht, selber übernehme, wachse ich in meiner Entwicklung! Ich forsche nach den Ursachen in mir, wenn mich etwas berührt, bewegt oder wenn ich etwas als störend empfinde!
Ich werde mir bewusst, dass jede Auswirkung im Außen seine Ursache im Innen hat!
Ich bin damit im übertragenen Sinne ein Regisseur, der seinen Film auf eine Lein-

wand projiziert! Meine Gedanken, Gefühle und Vorstellungsbilder sind der Film, der auf der Leinwand im Außen erscheint!

Schlüsselfrage für mich ist: Was hat das mit mir zu tun? Was lerne ich daraus? Wie muss ich gedacht, gefühlt haben, damit ich das im Außen erlebe?

Bezogen auf meine Hüftgelenke suche ich die Ursache in meinem Inneren.

Der Körper hat ja mit der Störung oder dem Symptom im Hüftgelenk eine bestimmte Botschaft.

Je mehr ich meine Innenwelt erforsche, sie genau kennenlerne, desto weniger muss mir der Körper Symptome schicken, um mich auf ein Ungleichgewicht zwischen Innen und Außen hinzuweisen.

Damit ist mein Körper mein Lehrmeister, der mir Entwicklung, Wachstum und Ausdehnung ermöglicht. Selbst Krankheiten und Störungen kann ich damit als Wachstums- und Entwicklungschancen betrachten!

3. Selbstverwirklichung, unterstützen, geben und dienen

Das Bedürfnis nach Selbstbestimmung und Dominanz ist eng gekoppelt mit diesen Fähigkeiten, wenn ich sie auf die äußere Ebene verlagere. Wenn ich meine Macht und Dominanz auf der äußeren Ebene festigen will, kann es sein, dass ich Menschen unterstütze, damit diese mir dann wieder helfen, geben oder dienen. So wurde das früher in den hierarchischen Kulturen gelebt.

Betrachte ich diese Bedürfnisse bezogen auf mein Inneres, wird deutlich, dass jeder Mensch seine Talente und Fähigkeiten leben möchte.

Wie soll er diese Talente entfalten, wenn er sie nicht einsetzt, damit sie anderen nutzen?

Zieht nicht jeder Mensch unter anderem seine Freude und sein Glück daraus, wenn er erkennt: Er wird gebraucht und sein Dasein trägt etwas zum Wohle der anderen bei?

Wenn ich mich frage: Warum bin ich auf dieser Welt? Dann fühle ich mich erfüllt und glücklich, wenn ich weiß, dass meine Fähigkeiten für andere wichtig sind. Und hier kommt die Ursehnsucht nach Selbstverwirklichung, Geben und Unterstützen zum Vorschein.

Ein ganz einfaches Beispiel: Was macht es mit Dir, wenn Deine Talente und Fähigkeiten anderen nutzen und Du merkst, dass Du für andere einen Unterschied machst?

Wie fühlst Du Dich, wenn Du jemandem, den Du sehr gern magst, etwas Schönes geschenkt hast und er sich unglaublich darüber freut?

Was macht es mit Dir, wenn Du jemandem Hilfestellung leisten konntest und er sich dankbar und glücklich zeigt?

Fühlst Du Dich dann nicht auch glücklich?

Ich fühle mich wertvoll, gesehen, akzeptiert, geliebt, wenn ich meine Talente und Stärken verschwenderisch verschenke, ohne etwas zurückzuerwarten!
Meine tiefe Sehnsucht nach Selbstverwirklichung, zu unterstützen und zu geben wird damit erfolgreich gestillt!

Bezogen auf die Hüftgelenke kann es natürlich sein, dass ich zu viel an andere gebe, vielleicht mit der Erwartung, mehr geliebt und akzeptiert zu werden und von ihnen etwas zurückzubekommen.
Es kann sein, dass ich mich benutzt und leer fühle oder aber auch ohnmächtig und machtlos, weil andere besser sind als ich. Vielleicht dominieren sie mich und zwingen mir ihren Weg auf.
Möglich ist auch, dass sie mehr von mir erwarten, mich benutzen für ihre Zwecke und ich mehr gebe, als ich wirklich in der Lage bin.
So wird das Geben und Unterstützen anderer übertrieben und führt zu Abnutzungserscheinungen in den Hüftgelenken, weil ich sozusagen „auf einem falschen Weg" bin!

4. Sinnfindung und Sinnerfüllung

Dieses Bedürfnis ist in uns angelegt, seitdem wir in diese Welt geboren wurden! In jedem Menschen gibt es dieses tiefe Sehnen und die Frage:

Warum bin ich auf dieser Welt? Was hat mein Leben für einen Sinn?

Ich möchte aus eigener Erfahrung berichten:

Zunächst waren meine Sinne mehr auf die Erfüllung im Außen gerichtet:

Ich wollte einen guten Beruf erlernen, viel Geld verdienen, einen großen Freundes-kreis haben, eine glückliche Beziehung führen, geliebt werden, eine Familie grün-den, Statussymbole im Außen sammeln, um anerkannt zu sein.

Doch irgendwann erkannte ich, dass mich das äußere Streben nicht wirklich glück-lich machte und erfüllte.

Selbst nach der Geburt meines dritten Kindes war ich unzufrieden und unglücklich, obwohl ich alles erreicht hatte, wonach ich mich sehnte!

Es packte mich eine ständige innere Unruhe und ich konnte nicht sagen, was mich so unruhig machte!

Ich begann mich abzulenken mit vielerlei Tätigkeiten, doch ich wurde immer unzu-friedener, krank und schließlich depressiv!

In dieser Erkrankung habe ich damals gedacht, dass mein Leben überhaupt keinen Sinn mehr macht. Der plötzliche Tod einer sehr lieben Freundin brachte mich in eine tiefe Lebens- und Sinnkrise!

Diese Krise bewirkte, mir konkret die Fragen zu stellen:

Was ist der Sinn meines Lebens? Wer bin ich?

Diese Fragen haben mich sehr lange Zeit beschäftigt. Erst die lange Auseinander-setzung mit diesen Fragen in vielen Seminaren, Aus- und Weiterbildungen brachten Antworten auf der inneren Ebene!

Ich habe seither aufgehört, mich ständig mit meinen Schwächen zu beschäftigen, und lege meine Aufmerksamkeit auf meine Talente und Fähigkeiten.

Ich begann diese Talente zu erforschen, zu entfalten und sie für andere Menschen nutzbar zu machen!

Ich erkannte, dass ich mehr bin als meine äußere Persönlichkeit, und fand den Wert allein in meinem Dasein, ohne mich ständig anstrengen zu müssen!

Auch das Sehnen nach Liebe und Anerkennung hat sich verwandelt!

Ich erforschte meine Bedürfnisse auf allen Ebenen und sorgte selber für deren Erfüllung! Ich wurde unabhängiger von äußeren Umständen und lernte, mehr und mehr im Augenblick zu sein.

Ich fing an, das, was mir begegnet, zu reflektieren und die Verantwortung in mir selbst zu suchen!

Ich lernte, das zu lassen, was mich schwächt, und mehr das zu tun, was mir von Herzen Freude macht!

Von vielen Menschen, die früher zu meinem engsten Umfeld gehörten, trennte ich mich, weil sie meine tiefsten Werte und Überzeugungen nicht mehr teilten und mir ihren Weg aufzwingen wollten!

Neue Menschen traten in mein Leben, die mich so lieben, wie ich bin, und bei denen Geben und Nehmen im Gleichgewicht sind!

Diese Begegnungen sehe ich als Auswirkung meines gewachsenen Selbstwertes und Selbstbewusstseins!

Seither fühle ich mich freudvoll, sicher und vom Leben getragen! In mir ist mehr Lebendigkeit, Leichtigkeit, Lebensfreude und Liebe, die sich im Außen in meinen Beziehungen und im Umfeld spiegelt!

Diese positiven Gefühle wirken sich sehr wohltuend auf meine Hüften aus!
Die Schmerzen sind fast verschwunden und meine Schritte fühlen sich leicht und locker an!

Natürlich gibt es in meinem Leben immer mal Tage, an denen die Hüfte wieder schmerzt. Das sind die Tage, an denen ich mich selbst vernachlässige und meine Aufmerksamkeit zu viel im Außen habe!

Dann wende ich mich wieder meiner Innenwelt zu und die Hüfte bedankt sich dafür, indem die Schmerzen verschwinden!

Zusammenfassung der Bedürfnisse:

Bedürfnisse sind auf der emotionalen Ebene im Gehirn verankert und bestimmen unser Erleben mehr als der bewusste Wille!!!

Grundbedürfnisse, die erfüllt sein müssen:

I. körperlich:
- atmen
- essen und trinken
- Wasserlassen und Stuhlgang
- Bewegung
- ausreichend Schlaf
- Wärme und Kälteschutz
- Sauberkeit und Hygiene

II. emotional:
- 1. Stabilität, Sicherheit, Gleichgewicht
- 2. Anreiz, Antrieb, Stimulanz
- 3. Selbstbestimmung, Dominanz, Macht

III. seelisch:
- 1. Nähe, Verbindung
- 2. Wachstum, Entwicklung, Ausdehnung
- 3. Selbstverwirklichung, unterstützen, geben, dienen
- 4. Sinnfindung und Sinnerfüllung

Fragen zur eigenen Bedürfniserforschung:
- Mit welchen Worten definierst Du das Bedürfnis?
- Wie stark ist dieses Bedürfnis in Deiner Aufmerksamkeit, in Deinem Leben?

Auf welche Weise bedienst Du dieses Bedürfnis?

- Wie fühlst Du Dich, wenn es erfüllt ist? Wie, wenn es nicht erfüllt ist?
- Wie erfüllt lebst Du das Bedürfnis in den unterschiedlichen Lebensbereichen? Beispiel: Beziehungen, Beruf, Finanzen, Beziehung zu Dir selbst?
- Welche unguten Strategien fährst Du, um dieses Bedürfnis zu stillen? Beispiel: essen, um Dich sicher zu fühlen, Alkohol zur Betäubung… Workaholic…

Was kannst Du zur Bedürfniserfüllung tun?

- Welche Handlungen willst Du einsetzen, damit dieses Bedürfnis stärker erfüllt wird?

Energielenkungen

Der Atem als Energieträger

Im Yoga hat der Atem eine herausragende Bedeutung. In den Yoga-Sutren des Patanjali ist die 4. Stufe dem „Pranayama" gewidmet. Die Asana-Praxis steht an 3. Stelle. Das bedeutet, dass die Asana-Praxis auf die Atemübungen vorbereitet. Außerdem orientiert sich das körperliche Üben im Yoga überwiegend auf den Atem.

Die Grundlage des Lebens ist der Atem. Der Atem begleitet uns vom ersten Atemzug an, und wenn wir den letzten Atemzug getan haben, hauchen wir das „Leben" aus und sterben.

Der Atem ist die Grundlage jeglichen Lebens und damit auch der menschlichen Existenz, denn der Atem, den wir im Yoga „Prana" nennen, ist unsere Haupt-Energiequelle.

Die weitere fundamentale Energiequelle für das Leben auf der Erde ist das Sonnenlicht.

Das Atemgeschehen wird über das autonome Nervensystem gesteuert. Der Atem kommt und geht, ohne dass wir uns darum kümmern müssen. Im Yoga können wir bis zu einem bestimmten Grad Einfluss nehmen auf dieses unwillkürliche Geschehen. Über die Beobachtung des Atems bündeln wir die Aufmerksamkeit des Geistes und damit beruhigen sich auch die Gedanken. Werden der Atem reguliert und die Körperbewegungen dem Atem angepasst, sammelt sich der Geist und die psychische Verfassung wird ebenfalls beeinflusst. So wie innere und äußere Umstände den Atem beeinflussen können, so können wir über die kontrollierte Atmung auch innere Prozesse steuern und transformieren.

Symbolische Bedeutung des Atems

Alle alten Sprachen verwenden für Atem dasselbe Wort wie für Seele oder Geist. Im Lateinischen heißt *spirare* atmen und *spiritus* der Geist - ein Wortstamm, den wir in unserer *Inspiration* wiederfinden, was wörtlich „Einhauchen" oder „Einatmen" bedeutet. Im Griechischen heißt *Psyche* sowohl Hauch als auch Seele. Im Indischen finden wir das Wort *atman,* was verwandt ist mit dem deutschen *„atmen". Atman* kann sowohl übersetzt werden mit „große Seele" als auch mit „großer Atem".

Im Yoga betrachten wir den Atem als Träger der eigentlichen Lebenskraft, genannt „Prana".

In der biblischen Schöpfungsgeschichte können wir lesen, dass Gott dem geformten Erdenkloß seinen göttlichen Odem einhauchte und so den Menschen „lebendig" machte oder „beseelte".

Dieses Bild zeigt sehr schön, wie dem materiellen Körper etwas eingehaucht wird, was nicht aus der Schöpfung stammt - der göttliche Odem.

Erst dieser Hauch, der aus dem Bereich des Geistigen oder auch „Spirituellen" kommt, macht uns Menschen zu lebendigen, beseelten Wesen!

Für mich liegt hierin eine große Bedeutung! Der Atem wird mir in jedem Moment geschenkt und ich bin in jedem Moment über den Atem in Verbindung mit der universellen, spirituellen Kraft! Der Atem ist nicht in mir, sondern ich bin im Atem verbunden mit allem, was ist!

Im Yoga sorgen wir über die Körperübungen dafür, dass der ganze Körper durchlässig wird für die Energie des Atems! Jede Zelle soll von ihm belebt, bewegt und berührt werden!

Im ganzheitlichen Sinne bedeutet „Krankheit" für mich, dass im erkrankten Bereich Lebensenergie fehlt!

Ein geistiges Gesetz besagt: Die Energie folgt der Aufmerksamkeit!

Diese Erkenntnis nutze ich, um den Atem bewusst mit Hilfe meiner Vorstellungskraft oder eines Gedankens zu lenken!

Wenn ich mich auf den Fluss des Atems konzentriere und ihn gedanklich in den gestörten Körperbereich leite, verändert sich etwas in diesem Teil!

Aus meiner Erfahrung heraus spüre ich nach einigen Momenten deutlich, wie es vermehrt pulsiert, wärmer wird oder ich das Gefühl habe, da kommt wieder etwas in Fluss!

Diese Rückmeldung bekomme ich auch immer wieder von meinen Teilnehmern.

Es ist sinnvoll, die „Atem-Energielenkungen" in den Tagesablauf einzubeziehen!

Danke!

Dieses Buch ist entstanden aus eigenem Erleben. Mein Körper war lange Zeit mein Lehrmeister. Er hat mir im Lauf der Zeit reichlich Symptome und Beschwerden geschickt und mir damit die Möglichkeit gegeben, mich selber zu erforschen und nach Möglichkeiten zu suchen, dass es ihm besser geht!

Ein großer Dank gilt meinem Körper und dem Yoga!

In einer tiefen Lebenskrise entdeckte ich den Weg des Yoga, der für mich ein Weg des Tuns ist.

Bereits in meiner Ausbildung wies mich meine Lehrerin Frau Kerkmann darauf hin, dass es wichtig ist, im Körper anzukommen und nicht „abzuschwirren" in geistige Dimensionen.

Sie sagte wörtlich: Wenn Du Yoga nicht im Alltag lebst, ist er wertlos!

Diese Aussage begleitet mich seitdem!

Dank sagen möchte ich auch an die vielen Lehrer auf meinem Weg, die mir wertvolles Wissen geschenkt haben.

Der wichtigste Lehrer war bisher für mich Veit Lindau und ich danke ihm von ganzem Herzen für das, was ich von ihm lernen durfte.

In seiner „ILM Ausbildung" erfuhr mein ganzes Wesen „Feinschliff". Ihm verdanke ich die tiefe Auseinandersetzung mit eingefahrenen, hinderlichen Gewohnheiten, Sicht- und Denkweisen. Er forderte mich heraus, alte Strukturen hinter mir zu lassen, auf einen imaginären „Scheiterhaufen" zu werfen und mich von innen heraus neu zu definieren. Dazu gehörte auch, die Struktur meines tiefsten Wesens zu erkennen, meine Grundbedürfnisse zu ergründen, meine eigenen Werte zu definieren und sie konsequent zu leben.

Die Erkenntnisse aus seiner integralen Ausbildung fließen nahtlos in meine Arbeit ein.

Ich habe von ihm einen Koffer mit Werkzeugen erhalten, wie ich Störungen in allen Lebensbereichen erforschen, erkennen und verändern kann.

Dies dient den Menschen, die mit den unterschiedlichsten Problemen zu mir kommen auf der Suche nach Erleichterung und Verbesserung. Ich helfe ihnen, die Lösungen in sich selbst zu finden, und motiviere sie zur förderlichen Umsetzung. Der Dank gilt auch ihnen für ihr Vertrauen und die Bereitschaft, sich auf mich einzulassen!

Danken möchte ich auch meinen vielen Kurs- und Seminarteilnehmern, mit denen ich die Anwendung dessen, was ich für mich selbst erkannt habe, weiter testen und ausbauen konnte. Ohne sie wären die umfangreichen Erkenntnisse über die Wirkungsweise der beschriebenen Ausführungen nicht möglich gewesen.

Mein Dank geht auch an Brigitte Exner, die sich so geduldig als Modell für die Fotos zur Verfügung gestellt hat!

Und zuletzt bedanke ich mich bei Tom, meinem Lebensgefährten! Er hält mir den Rücken frei und steht mir mit Rat, Tat und Weisheit zur Seite! Ich danke ihm für seine Geduld und Hingabe, auch dafür, dass ich die von ihm erstellten Fotos hier in diesem Buch verwenden darf!

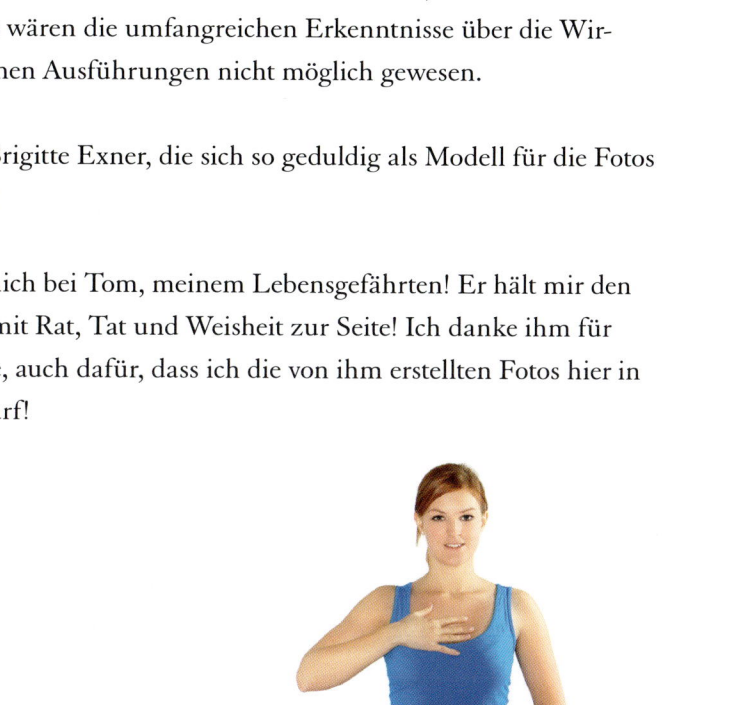

Quellen

Anatomische Bilder:	Fotolia,
Zeichnungen:	Mirco Clapier
Fotos:	Tom May
Modell:	Brigitte Exner

Das große Yoga-Therapiebuch
Yogapraxis für die Gesundheit und einen klaren Geist
Vorwort von Ruediger Dahlke
Remo Rittiner

Paperback, 200 Seiten, 400 Fotos, ISBN 978-3-86616-149-8

5. Auflage

Das Buch basiert auf den Grundprinzipien der Yogatradition des Yogameisters T. Krishnamacharya und seines Schülers A.G. Mohan sowie auf den neuesten Erkenntnissen der westlichen Anatomielehre. Es ist klar und verständlich geschrieben und eignet sich sowohl für AnfängerInnen als auch für fortgeschrittene Yogaübende, die sich für das große Heilungspotential der Yogatherapie interessieren. Remo Rittiner hat seine langjährige Erfahrung mit zahlreichen Menschen, die regelmäßig unter seiner Anleitung Yoga praktizieren, in dieses Buch einfließen lassen.

Gesund durch Yoga
Praktische Übungen aus der Yogatherapie
Dr. med. Peter Poeckh

Klappen-Broschur, 160 Seiten, 189 farb.Fotos, 9 Grafiken, ISBN 978-3-86616-303-4

Dieses Buch ist eine Einladung an alle, die die wunderbaren und wohltuenden Wirkungen des Yoga am eigenen Leibe erfahren möchten. Sowohl für Anfänger als auch für Erfahrene bietet es einen fundierten Überblick über das riesige Spektrum der Yogatherapie mit all seinen Aspekten, wie Anatomie, Medizin, Philosophie, Meditation, und insbesondere der großen Bedeutung der Atmung. Besonders eindrücklich sind die klaren Anleitungen der einfachen und zugleich sehr bewährten Übungen mit farbigen Fotos der Yogapositionen sowie die Darstellung verschiedener Yogaübungsprogramme zu körperbezogenen und energetischen Themen. Ein wundervoll erfrischendes Buch aus der gelebten Praxis, das es versteht, die Begeisterung am Yoga zu vermitteln.

Kraftquelle Yoga
Das Praxisbuch des Viniyoga
Gary Kraftsow

3. Auflage

Paperback, 360 Seiten, Großformat„ über 1000 Fotos, ISBN 978-3-86616-027-9

„Der Stern des Yoga geht auf." Mit diesen Worten beginnt ein Buch, dessen Lektüre für alle Yoga-Praktizierenden zu einer Sternstunde des Yoga werden kann. Im ersten Teil des Buches, das auf einzigartige Weise eine Vielzahl von Themen in großer Tiefe behandelt, erläutert der Autor die Grundlagen der Yoga-Praxis, zu denen körperliche Haltungen, der Atem und der richtige Aufbau einer Yoga-Stunde gehören, sowie die Biomechanik der Bewegung anhand einer Reihe praktischer, in sich abgeschlossener Übungsreihen. Der zweite Teil behandelt das enorm große Heilungspotenzial, das der Yoga-Therapie innewohnt. Für eine Vielzahl körperlicher und seelischer Erkrankungen zeigt der Autor – stets wissenschaftlich fundiert – eine Fülle von Übungsreihen und Haltungen, die in hohem Maße zu ihrer Heilung beitragen können. Einzigartig sind auch die exzellenten, über 1000 fotografischen Darstellungen und detaillierten Anleitungen zu den einzelnen Asanas.

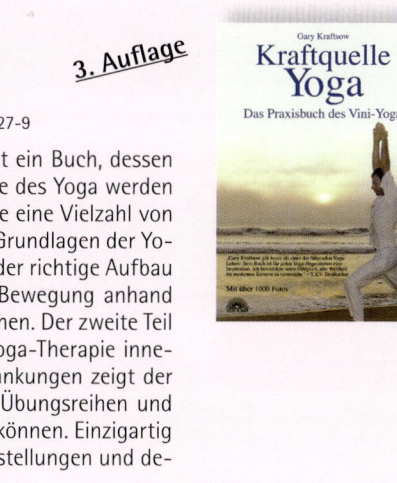

Yoga für Rücken und Hüfte
Die innere Weisheit nutzen – Probleme lösen
Remo Rittiner / Eva Hager-Forstenlechner

DVD, Laufzeit: 80 Minuten, ISBN 978-3-86616-274-7

Auf dieser DVD stellen Ihnen der bekannte Yogatherapeut und Buchautor Remo Rittiner und die Yoga-/Spiraldynamik®-Lehrerin Eva Hager-Forstenlechner zwei innovative Yogaprogramme für den Rücken und die Hüfte vor. Diese DVD eignet sich für alle, die diese Körperregionen entspannen und kräftigen möchten. Bewährte und sehr effektive Yogaübungen werden klar angeleitet und anatomisch vorbildlich vorgestellt, so dass sie leicht und wirksam durchzuführen sind.

Heilgebärden
Verbindung mit dem heilenden Feld durch Bewegung und Meditation – Vorwort von Chuck Spezzano
Barbara Schenkbier

Hardcover, 160 Seiten, 42 mehrfarbige Fotos, ISBN 978-3-86616-175-7

Die Heilgebärden sind im Rahmen der Ausbildung für spirituelle Heilung inspirativ von der Autorin Barbara Schenkbier empfangen und ausgestaltet worden. Sie sind für jeden leicht durchzuführen. Achtsame Gebärden und Haltungen öffnen den Übenden für den Strom der Heilenergie aus dem heilenden Feld. Dynamische Bewegungen und Energiemassage aktivieren die Lebensenergie, so dass der Körper und die Feinstoffebenen durchströmt und geheilt werden. In der wachen Vergegenwärtigung der strömenden Heilkraft und in den Meditationen werden auch Geist und Seele angesprochen und wichtige spirituelle Grundhaltungen wie Achtsamkeit, Hingabe und Demut entfaltet.

Jin Shin Jyutsu – Die Kunst des Heilströmens erlernen
Aktivierung der Selbstheilungskräfte
Tina Stümpfig-Rüdisser

Paperback, 256 Seiten, 201 farbige Fotos und 47 Zeichnungen, ISBN 978-3-86616-254-9

Jin Shin Jyutsu – auch Heilströmen genannt - ist eine uralte und doch hochaktuelle Heil-Kunst zur Harmonisierung der Lebensenergie im Körper. Durch einfaches Auflegen der Hände auf bestimmte Energiepunkte am Körper können Sie Ihre Gesundheit um 100% verbessern. Sie stärken Ihre Selbstheilungskräfte, bringen mehr Vitalität, Freude und Leichtigkeit in Ihr Leben. Ungeahnte Energien können sich freisetzen und helfen Ihnen, Ihr ganzes Potential zu leben. In diesem Buch sind die Grundlagen des Jin Shin Jyutsu einfach, klar und für jeden sofort anwendbar dargestellt und mit vielen Fotos und Abbildungen veranschaulicht, so dass Sie sofort beginnen können: Nehmen Sie Ihre Gesundheit und Ihr Wohlbefinden buchstäblich in die eigenen Hände.

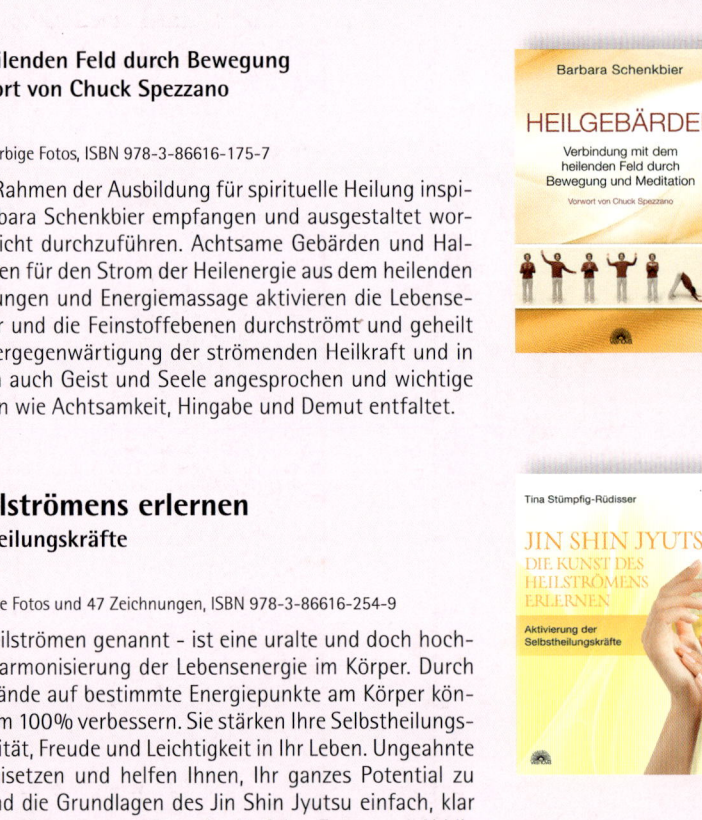